图解哺乳期中医母婴养护系列

乳头异常

杨振杰◎编著

中国健康传媒集团
中国医药科技出版社

内容提要

本书为丛书之一，针对女性常见的乳头异常表现及其对哺乳的影响进行详细解说。本书图文并茂，文字通俗易懂，综合采用乳房按摩、穴位刺激、中药内服、情绪调节等方法，帮助改善各种乳头异常状况，以便顺利哺乳，易学易用。且于正文后，针对产妇的常见疑问，以“小贴士”给予解答，形式新颖。

本书适合没有医学知识背景的新手爸妈们、临床护理人员及家政服务人员参阅。

图书在版编目（CIP）数据

乳头异常 / 杨振杰编著 .— 北京：中国医药科技出版社，2021.11
（图解哺乳期中医母婴养护系列）
ISBN 978-7-5214-2743-1
Ⅰ .①乳…　Ⅱ .①杨…　Ⅲ .①乳房疾病—诊疗—图解　Ⅳ .① R655.8-64

中国版本图书馆 CIP 数据核字（2021）第 221372 号

美术编辑　陈君杞
版式设计　也　在

出版　**中国健康传媒集团** | 中国医药科技出版社
地址　北京市海淀区文慧园北路甲 22 号
邮编　100082
电话　发行：010-62227427　邮购：010-62236938
网址　www.cmstp.com
规格　710 × 1000 mm $^{1}/_{16}$
印张　9 $^{3}/_{4}$
字数　144 千字
版次　2021 年 11 月第 1 版
印次　2021 年 11 月第 1 次印刷
印刷　三河市万龙印装有限公司
经销　全国各地新华书店
书号　ISBN 978-7-5214-2743-1
定价　35.00 元

获取新书信息、投稿、为图书纠错，请扫码联系我们。

前言

十月怀胎，一朝分娩，随着宝宝呱呱坠地，新手爸妈们进入了手忙脚乱的育儿过程。这是一段全新的生活体验，无论是爸妈，还是宝宝，都在不断接受考验。因此，产后哺乳期，对于全家人来说，都是一个不容忽视的关键时期。很多妈妈感慨，熬过了怀胎十月的辛苦，却熬不过哺乳期的各种身心折磨。

为了帮助新手爸妈们顺利、平稳地渡过哺乳期，尽情享受抚育子女的快乐，我们在临床不断收集、整理大家遇到的哺乳期难题，参考古今文献，并结合实践经验，将哺乳期常见妇儿疾病的防治方法汇集成册，以期对大家的幸福生活有所助益。

本套丛书共6册，分为"妈妈篇"和"宝宝篇"两部分，其中"妈妈篇"4册，包含哺乳期乳汁淤积、急性乳腺炎、乳汁不足、乳头异常及产后养护等主题；"宝宝篇"2册，包含婴儿生长发育与按摩保健，及常见疾病的按摩调理。

我们致力于将本套丛书打造为"字典式图书"，读者根据需求检索目录，即可快速了解相关病症的临床表现、辨证分型、按摩调理取穴与方法等。更重要的是，在各个疾病的诊治方法之外，我们还重点强调了衣、食、住、行等生活调护，体现"上工治未病"的预防为主、医养结合的理念。

总之，本套丛书的出版，不仅能够帮助新手爸妈们和护理人员系统了解哺乳期妇儿养护知识，还能帮助学习、掌握简单的诊治方法，从容应对哺乳期的各种突发状况。因此，我们尝试将专业知识通俗化，将艰涩的文字图示化，并分享大量临床典型病例，目的就是让没有医学知识储备的家长们也能轻松掌握，解决简单的哺乳期常见问题。

感谢“山东大学医养健康产业项目”及“山东大学教育教学改革研究项目”对丛书撰写与出版的资助，感谢中国医药科技出版社对出版的大力支持。

杨振杰

2021 年 5 月

编写说明

在母乳喂养的过程中，会出现很多乳房异常情况，除了乳房体的异常，还有各种乳头异常，如乳头的内陷与扁平、乳头过大或过长、乳头疼痛皲裂、乳头真菌感染、漏乳等。乳头是乳汁外泄的通道，若不能及时、正确解决乳头的各种异常，会导致母乳喂养失败，严重者还会引起妈妈和宝宝的全身症状。

本书针对乳头内陷与扁平、小乳头、巨大乳头、乳头疼痛、漏乳等哺乳期常见乳头异常，分别详述其发生原因、对哺乳的影响、防治方法、哺乳技巧及日常养护等内容，为妈妈们顺利哺乳提供支持。

此外，宝宝顺利吸吮到乳汁，不但依赖于妈妈乳头结构与功能良好，还与妈妈的饮食营养状况及宝宝的身体健康状况密不可分。针对某些哺乳期母婴共患疾病，还需要母婴同治。例如，患鹅口疮的宝宝会导致妈妈乳头真菌感染，而妈妈与宝宝之间接触频繁且密切，极易形成感染性疾病的反复交叉、迁延不愈，故须母子同治。其中宝宝疾病的相关防治方法可参见丛书“宝宝篇”之《婴儿常见疾病的按摩调理》，而妈妈因治疗而停止母乳喂养期间可能出现的乳汁淤积、泌乳减少等问题，则可参考丛书“妈妈篇”《乳汁淤积、急性乳腺炎》和《乳汁不足》等相关篇章处理。

杨振杰

2021 年 5 月

目录

关于乳头

乳头内陷或扁平

小乳头

巨大乳头

乳头疼痛

乳头皲裂

乳头真菌感染

乳头“白点”

乳头雷诺现象

乳头湿疹

漏 乳

关于乳头

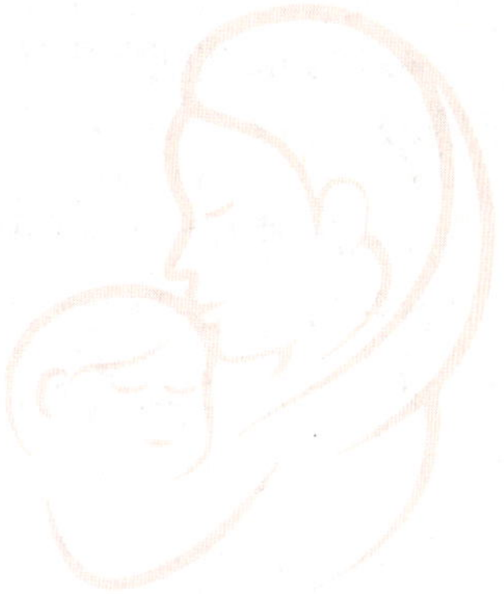

一、乳头的生理结构

乳房位于胸前壁，在胸大肌和胸筋膜的表面，上起第 2、3 肋，下至第 6、7 肋，内侧至胸骨旁线，外侧可达腋中线。成年未妊娠女性的乳头平对第 4 肋间隙或第 5 肋。乳房的外部结构包括乳头、乳晕、乳房体 3 个部分。

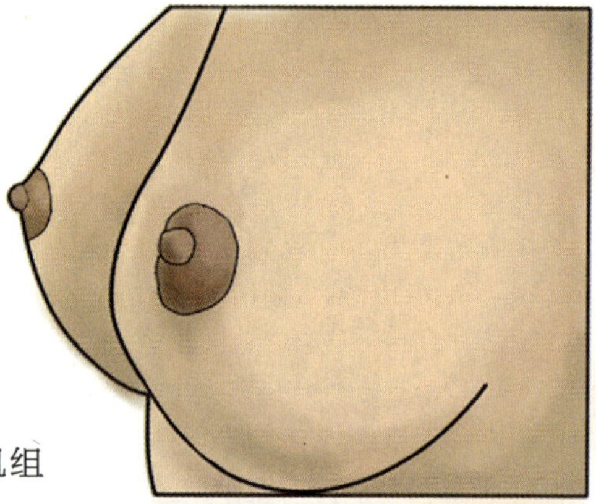

乳房的中心部位是乳头，两侧对称，呈筒状或圆锥状，表面为粉红色或棕色，直径为 0.8~1.5 厘米，高出乳房 1~2 厘米，表面高低不平，其上有 4~18 个不等的输乳管的开口，是乳汁外泄的通道。乳头由致密的结缔组织和环形排布的平滑肌组成，表面覆盖着很薄的复层鳞状角质上皮，当遇到外界刺激时，乳头可以勃起，这被称为立乳反射，有利于宝宝含吮。

乳头周围有一颜色较深的环形区域，称为乳晕，呈玫瑰红色、褐色或深褐色。妊娠及哺乳期乳晕颜色加深，皮脂腺肥大呈结节状隆起，称之“蒙哥马利腺”，其分泌物具有保护皮肤、润滑乳头及宝宝口唇的作用。

乳头、乳晕以下的呈半球状或圆锥形的部分是乳房体。对于正常体型的女性来说，乳房体一般位于第 2 到第 6 肋骨之间，内侧靠近胸骨旁，外侧到达腋前线、背阔肌前缘，上可达锁骨，下可达肋缘和腹直肌前鞘上端，其外上极形成乳腺的尾部伸向腋窝，犹如一个倒置的逗号。乳房体由皮肤、乳腺及脂肪组织构成，乳房体的体积决定了乳房的大小。乳房上分布着丰富的血管、淋巴及神经。成年未哺乳过的女性乳房紧张而富有弹性。

二、乳头的发育过程

青春期前，男女两性的乳腺是一样的，均由许多包埋在胶原间质中的小导管组成。女孩子进入青春期后，乳头由一个单独的凸起，渐渐与乳房一起隆起成为一个小丘。随着乳房的进一步增大，在乳房轮廓之中，乳头和乳晕突起并增大。乳头到了成熟阶段，一般人的乳头是凸起在外的。未婚及未育女性的乳头较小，只有在妊娠以后，乳房与乳头受到体内雌激素与孕激素的作用，乳腺小泡与乳腺管增殖，乳头才渐渐增大，变得更为凸起，为哺育宝宝做好准备。

三、各种异常的乳头

1 乳头内陷

乳头不能凸出而是向内凹陷，称为乳头内陷。乳头内陷的程度因人而异，轻者仅表现为不同程度的乳头低平或回缩，乳头受刺激后可凸出或可挤出；重者表现为乳头完全陷于乳晕内，无法被牵出，呈火山口状，并常伴有分泌物或异味。内陷的乳头即使被挤出，体积也较细小，常无明显的乳头颈部，并呈分裂状。

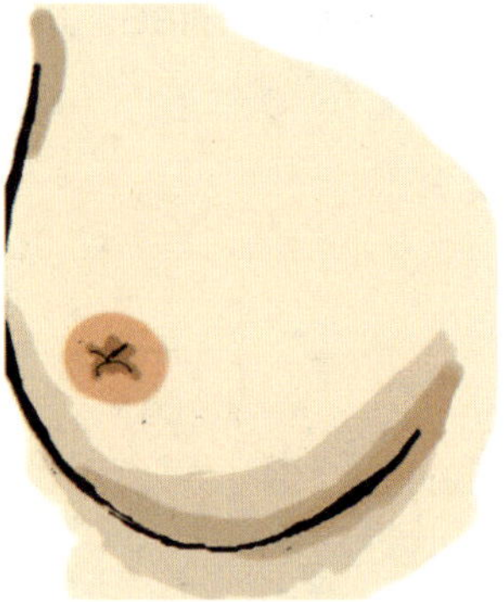

女性乳头内陷的发生率为 1%~2%，通常双侧出现，亦可仅发生于一侧。乳头内陷会影响乳房外形美观。此外，由于内陷乳头可积存污垢或油脂，容易造成感染或异味。更为严重的是，乳头内陷使宝宝难以含接乳头、吸吮乳汁，影响乳房的哺乳功能。

乳头内陷多为先天性畸形，因先天发育不良致乳腺导管短缩，部分组织纤维化挛缩，乳头平滑肌发育不良。其中乳腺导管短缩和组织纤维化挛缩是引起乳头内陷的主要原因。

继发性（后天性）乳头内陷则多为乳头受乳腺内病理组织牵拉，或被胸罩压迫引起，多见于乳腺炎症、肿瘤等疾病侵犯乳房的导管、韧带、筋膜等，使受侵的导管、韧带、筋膜收缩所致；乳房快速发育时期穿戴过紧的胸罩可使胸部紧束，影响血液循环，使乳房发育不良而致乳头内陷。

乳头内陷可能会影响宝宝的吸吮，使产后母乳喂养困难，甚至无法哺乳。另一方面，由于乳汁不能顺畅排出，还可能导致乳汁淤积，或继发感染。

2 扁平乳头

扁平乳头是指乳头直径虽然在标准范围内，但是长度较短，小于 0.5 厘米，乳头和乳房皮肤在同一水平面，不能竖起，也称为“平坦乳头”。扁平乳头一般是由青春期乳房发育不良引起的，还可能与遗传因素有关。对于产后需要哺乳的妈妈们来说，扁平乳头通常由以下两个原因导致：一是产前未完全纠正的先天性短、平乳头；二是因为产后乳房过度充盈而累及乳晕，被顶出来的乳晕与乳头几乎在同一水平线上，使乳头显得平坦。

一般来讲，扁平乳头不会影响妈妈授乳，但在哺乳之初可能会出现宝宝含接困难，妈妈们应采用有效方法积极改善乳头状况，坚持哺乳。另外，乳汁在乳房中蓄积量过多，排出不及时，会导致乳头相对扁平，所以妈妈们产后要尽早开奶，积极哺乳，避免出现乳汁淤积而导致乳头扁平。

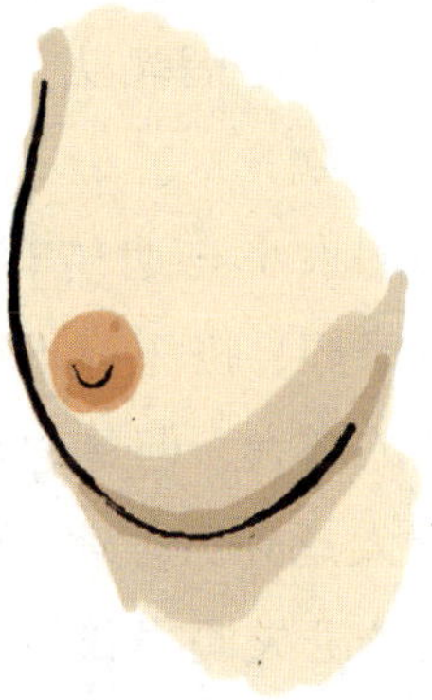

3 小乳头

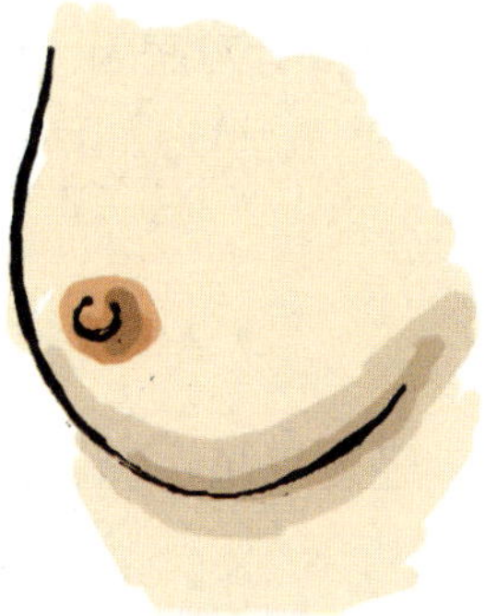

小乳头是指乳头直径和长度都小于 0.5 厘米的乳头。

每个人的乳头大小都是不同的，对哺乳来讲，只要没有乳头内陷，就都是可以正常哺乳的。尤其是青春期前的女孩子，因为每个人的发育年龄不一样，所以乳房、乳头的发育也有差别，因此乳头的大小是否正常，首先要考虑年龄因素。建议正处于发育期的女性不要穿太紧的胸罩，以免阻碍乳房局部血液循环，影响乳房、乳头的正常发育。只要小乳头没有对正常生活产生影响，就不用做特殊处理，仅需注意局部清洁与卫生，穿戴纯棉、宽松胸罩即可。通常，经历了哺乳期的妈妈，乳头会明显增大，这是哺乳过程带来的身体再次发育的结果。哺乳期后仍然特别介意自己乳头小的女性，可以选择手术矫治。

4 巨大乳头

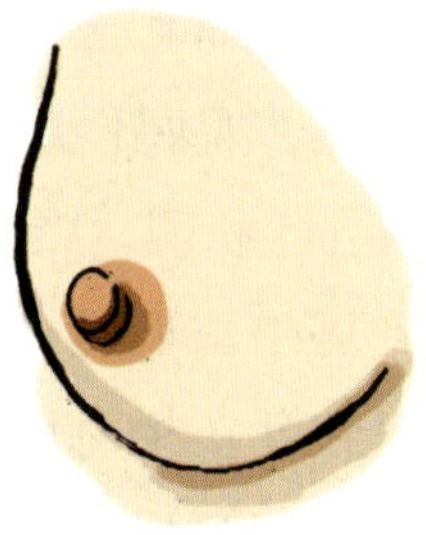

巨大乳头是指乳头直径在2.5厘米以上的乳头。

乳头的大小与遗传有很大关系，长期受到摩擦、挤压等不良刺激也会促进乳头的增大，但是也有少部分人的乳头巨大是先天发育异常形成的，还有些内分泌失调导致的病理性乳房肥大伴有乳头巨大，及服用某些药物后导致的药源性乳头巨大。

因为乳房的发育是有个体差异的，因此乳头大些也不会有太大问题，只要不出现病理改变，一般都不需要特殊处理。但是，如果巨大乳头影响到哺乳期的宝宝吸吮乳汁，或乳头出现病理性改变，如出现肿块、溢液等情况，以及男性如果发现自己有乳房肥大、乳头巨大问题，就要针对病因，积极寻求治疗。

5 乳头皲裂

乳头皲裂是哺乳期妈妈常见的一种乳头疾病，轻者只是在乳头表面出现细小裂口，重者可出现大小不等的水疱、溃疡，局部渗液或渗血，或皮肤溃烂。有时乳头基部会发生裂痕很深的环状裂口，使乳头几乎从乳晕上脱落下来。

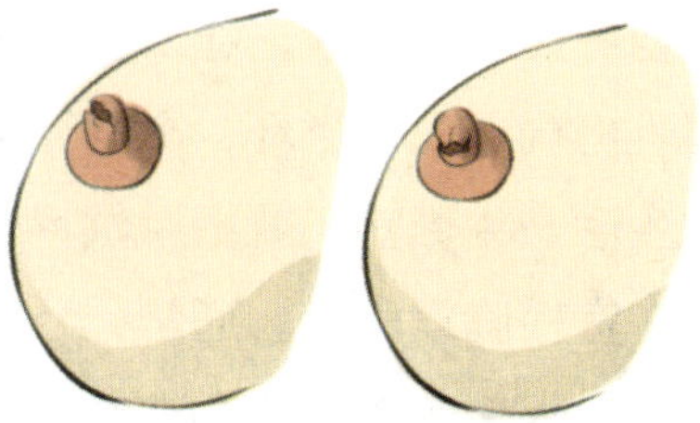

哺喂方式不正确是乳头皲裂的重要原因之一，此外，乳汁分泌过多致乳头及周围皮肤被浸泡、侵蚀，乳头局部清洁不当，或宝宝口腔炎症等因素也会导致乳头皲裂。

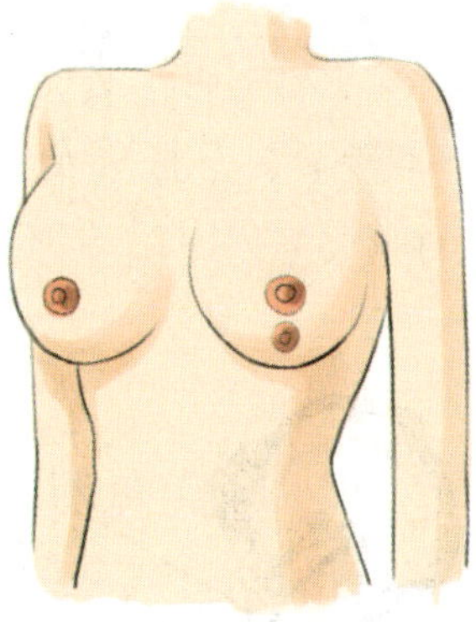

6 多乳头畸形

多乳头畸形是由于胚胎期在“乳线”上形成的乳头没有正常退化，以致在乳线上有过多的乳头，又称副乳头或多余乳头，男女皆可发生，总的发生率约为千分之一，男性与女性之比为1：5，常常有遗传史。

多余的乳头最常见于正常乳头下内侧5~6.5厘米，在多余的乳头处，通常缺少乳腺组织。一般来说，多乳头症的临床意义不大，但是当多乳头症陪伴多余的乳腺组织存在时，随着年龄的增长有恶变的可能，所以应该尽早通过手术切除。

四、乳汁的形成与分泌

1 乳汁的形成

乳汁的生成主要是催乳素的分泌增加的结果。催乳素是腺垂体分泌的一种蛋白质激素，其对乳腺和泌乳的作用主要表现为促进乳腺生长发育、引起并维持泌乳等。

青春期，在雌激素、孕激素、生长素等多种激素的协同作用下，女性乳腺开始发育。在妊娠期，催乳素、人绒毛膜生长素、孕激素、雌激素等使乳腺组织进一步发育，但由于血液中雌激素、孕激素浓度过高，与催乳素竞争乳腺细胞受体，使催乳素无法发挥效力，所以孕期乳房基本不会有乳汁溢出。

分娩后，血液中孕激素、雌激素浓度降低，催乳素开始发挥作用。催乳素的分泌受下丘脑的催乳素释放因子和催乳素释放抑制因子的双重控制，在正常生理情况下，催乳素释放抑制因子起作用。但宝宝吸吮乳头的动作会引起神经冲动经过脊髓上传至下丘脑，催乳素释放因子神经元兴奋，引起催乳素分泌。催乳素作用于发育成熟的乳腺，使腺小叶内腺泡高度增生肥大，胞浆内充满明亮的乳汁。

小贴士

服用含雌激素、孕激素的避孕药，能抑制泌乳。

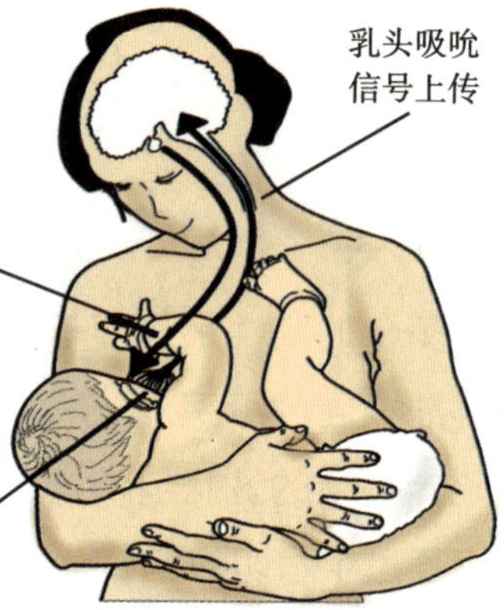

催乳素的释放示意图

2 乳汁的分泌

乳汁的分泌是通过泌乳反射、喷乳反射来完成的。

宝宝吸吮乳头的动作，可以刺激乳头的神经末梢，神经将感觉冲动向上传达至大脑，刺激脑垂体，垂体前叶产生催乳素，后叶分泌催产素，催乳素及催产素经血液输送至乳腺，催乳素刺激乳腺泌乳，催产素使乳腺周围的肌细胞收缩，将腺泡内的乳汁压向乳窦，便于宝宝吸出。

小贴士

从刺激乳头到乳汁分泌的过程称为泌乳反射，也叫催乳反射。吸吮乳头导致乳汁从乳头喷出或流出，叫做缩宫素反射，也称喷乳反射。

在泌乳反射和喷乳反射的帮助下，宝宝可以获得足够的乳汁，一般认为，宝宝的形象、声音，以及妈妈对宝宝的抚摸，会有利于反射的建立，而担忧、恐惧、焦虑等不良情绪，或妈妈们对自己哺乳能力的质疑，都可能会抑制喷乳反射的建立，使乳汁流出不畅。

此外，乳汁内还存在乳汁分泌抑制因子。当大量乳汁留存在乳房内，抑制因子就会抑制泌乳细胞继续分泌乳汁，这就是“攒奶”的妈妈发现乳汁越攒越少的原因。而通过宝宝勤吸吮或手法排奶的方式使乳房及时排空，就会使抑制因子也排出体外，解除抑制因子对泌乳细胞的抑制作用，乳房反而分泌更多乳汁。乳汁分泌抑制因子的存在是为了保护乳房避免因过度充盈而损伤，这是乳房的自我保护机制，为了多产奶，我们要充分利用这一机制。

附：乳房体异常

1 多乳畸形

多乳畸形是指在正常的乳腺外，在身体的其他部位形成乳腺组织者，多余的乳房又称为副乳。这种畸形最常见于腋窝部的一侧或双侧，以双侧多见，也有发生在胸部正常乳房的上下、腹部、腹股沟等部位者，偶见于女性阴部。副乳腺的体积有大有小。在经期、妊娠期或哺乳期，副乳腺可

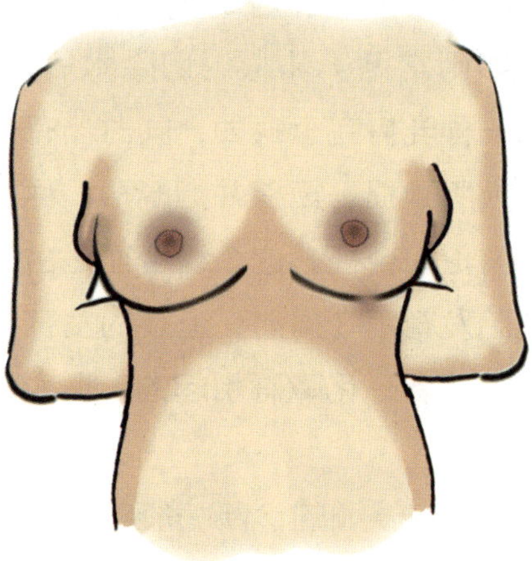

肿胀、疼痛，甚至有泌乳功能。

一般认为，人类在胚胎时期，从腋窝到腹股沟的两条线上长有6~8对乳腺的始基，出生前，除胸前的一对继续保留以外，其余的都退化了。副乳形成的原因是胚胎发育出现异常，这些乳腺始基未能完全退化，就形成了多个乳房，又称多乳房症。副乳可以表现为有乳腺组织但无乳头，或既有乳腺组织发育又有乳头，或无乳腺组但有乳头等。

多乳畸形可能代表了一种返祖现象。常能见到副乳腺发生纤维腺瘤，也可见到各种副乳腺良、恶性疾病，当缺乏乳头时，副乳更容易恶变。若副乳随月经周期出现明显肿胀、疼痛不适，或多处出现副乳，影响身体美观，或副乳迅速增大，伴有周围淋巴结肿大，有出现恶性肿瘤的可能时，可以考虑手术切除副乳腺。

2 乳房缺如

乳房缺如主要是指乳腺、乳头组织的缺失。根据乳房缺如的严重程度，可以分为部分缺如和完全缺如，根据累及部位可分为单侧缺如和双侧缺如。

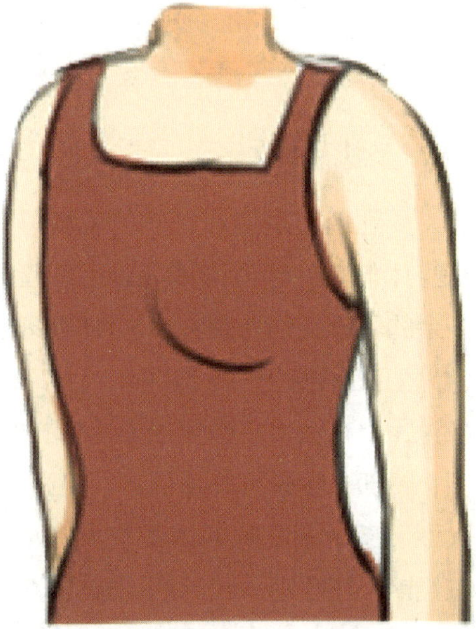

乳房部分缺如多见于乳房良性肿瘤切除术后的部分缺如，及外伤所致的部分乳房缺损。而完全缺如则常见于乳腺癌切除术后。有一种乳房完全缺如，同时伴有胸大肌缺损、短指并指畸形，称为波伦综合征。这个综合征是由胚胎发育第3周时，上肢的发育受阻或者分化障碍引起的，极为少见。

乳房缺如的诊断一般都比较

明确，通过临床表现即可诊断乳房缺如，通过病史可以做出病因学诊断。如乳腺癌手术后乳房缺如会见到手术遗留切口瘢痕，波伦综合征会伴有胸壁和上肢的畸形等。

手术是治疗乳房缺如的唯一方式。根据乳房缺如的原因及患者的临床表现，制定个性化的手术方案，如自体组织乳房重建再造、假体乳房再造、扩张皮肤修复术及自体脂肪注射填充术等。手术时机常根据病因不同而选择各异，对于先天性原因引起的乳房缺如，如波伦综合征，手术时机常选择在成年、身体发育完全后进行；烧伤、外伤所致的儿童乳房缺损需要在青春期之前治疗，尽可能减小瘢痕挛缩对乳房发育的影响；乳腺癌乳房切除术的患者可以选择在切除乳房的同时进行乳房再造，也可以在乳房切除术后的放化疗结束后 6 个月以上进行乳房再造。

3 乳房不对称

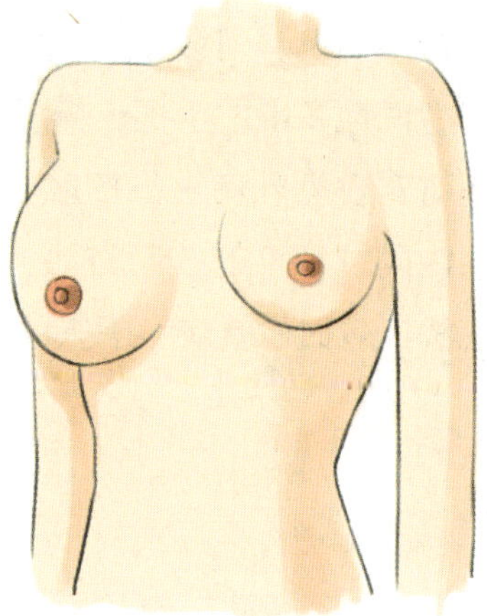

多数情形下，两侧乳房是基本对称的。但仔细观察比较后会发现，就像人的其他对称性器官也不是绝对对称一样，两侧乳房也存在大小、形态的不一致，这种乳房不对称是相当常见的。比如，两侧乳房一侧大一些，另一侧小一些；一侧乳头挺出，而另一侧乳头却稍内陷等等。如果是一直如此，不是新近才发生的，并且从无不适感，那么就属于正常现象，大可不必为此不安。

然而，明显的乳房两侧不对称，特别是一侧小乳房，一侧巨乳，则是一种罕见的先天性畸形。从女性健美的角度来说，乳房不对称是不完美的，严重时甚至会对女性的自尊心产生极大的伤害。

一般认为，乳房不对称的原因有先天性、后天性 2 种：

先天性的乳房不对称是起自胚胎发育阶段的一侧乳房发育异常。青春期后，由于体内激素水平变化，导致发育敏感性强的一侧乳房发育过快，而另一侧乳房发育过缓，最终导致两侧乳房明显不对称。针对这种情况，可以在青春期发育成熟后，采用假体丰胸或是自体脂肪丰胸两种方案，来达到使乳房对称、丰满的效果，恢复女性的自信。

后天性乳房不对称主要发生于哺乳过的女性。妈妈给宝宝喂奶时习惯用一侧乳房，使这一侧乳腺特别发达，在断奶后，发达一侧的乳腺组织萎缩就更严重，导致两侧乳房不对称。对于这种乳房不对称，可以通过隆胸手术或是自体脂肪移植丰胸来纠正。但更重要的是妈妈们在哺乳时要注意交替使用两侧乳房，避免人为造成乳房不对称。

还有一种后天性乳房不对称与平时的姿势不规范有关，不良姿势导致两侧胸部肌肉发育不均匀，最终使两侧乳房看起来不对称。

如果两侧乳房大小差距不太大，可以通过自我矫正来治疗。以左侧乳房过小为例，可以用扩胸器锻炼，并特意增加左臂的伸展次数，平时也要有意识地多用左手提、捧重物。这样，可强壮左侧胸肌，增大乳房。另外，还可对左侧乳房进行按摩，亦可起到增大乳房的作用，具体方法可参照乳头内陷或扁平的按摩方法。但若两侧乳房大小差距悬殊，采用上述自我矫正法无效时，就应考虑去医院进行手术矫正。

4 巨乳症

巨乳症又称乳房肥大、大乳房、巨大乳房，根据发病人群不同，通常将乳房肥大分为性早熟性乳房肥大症、男性乳房肥大症、成人女性乳房肥大症等 3 类。在这里，我们介绍的巨乳症是指成人女性乳房肥大症，即成年女性一侧或两侧乳房过度发育，含腺体及脂肪结缔组织过度增生，体积超常，与躯体明显失调。

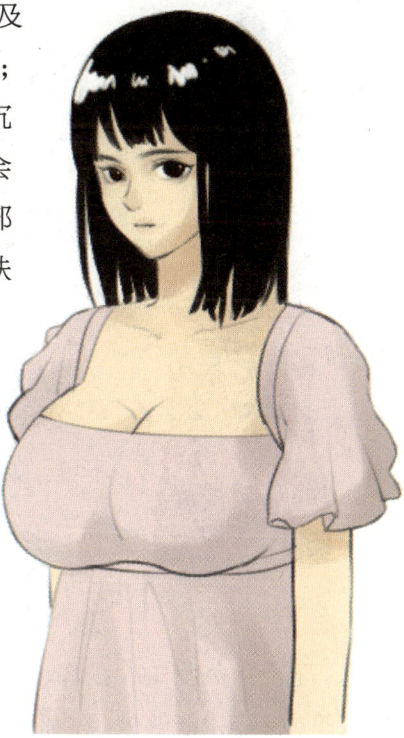

巨乳症常有乳房形态、颜色的变化，及局部活动障碍：如肥大的乳腺多呈下垂状；乳房皮肤松弛，表面可见静脉曲张、色素沉着；乳晕增大，乳头常内陷；因乳房过重会对颈肩上背部造成负担，故患者多有胸部压迫感，甚至驼背；下垂的乳房与腹部皮肤之间常因汗液积聚而处于潮湿状态，细菌容易滋生，易导致局部皮肤瘙痒、溃烂等。

巨乳症是一种先天畸形，多见于青春期少女或青年女性，常发生在两侧，偶见限于一侧，病因不明，常有遗传史，一般认为乳房过大可能是腺体及脂肪结缔组织对雌激素异常敏感所致，可采用乳房缩小整形术矫正。因许多巨乳患者由于体型欠美而逃避社交，甚至滋生病态心理，故乳房缩小整形术兼顾外观与功能，具有治疗及美容的双重意义。

巨乳症患者要积极调整生活方式，避免摄入含有大量雌激素的食物或保健品，慎用可能扰乱内分泌的药物，及早诊治容易诱发乳房肥大的基础疾病。

5 小乳症

正常大小和形态的乳房是女性显示性征和形体健美的重要标志之一。小乳症是指乳房的体积小于正常，胸部平坦，失去正常轮廓。患小乳症的女性在生理上大多无明显异常，但因形体上缺乏女性特有的曲线美，容易在心理上产生自卑。

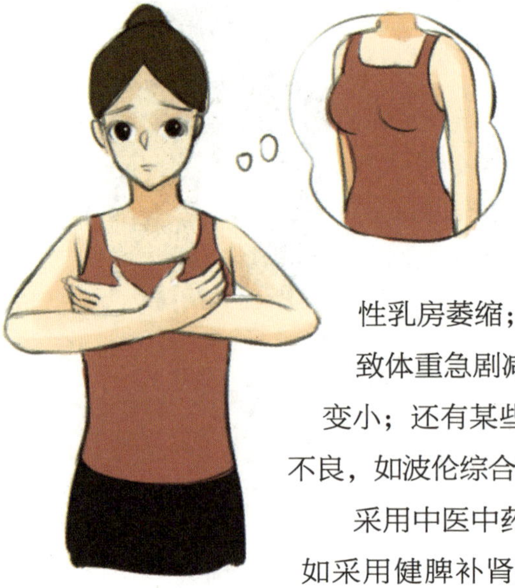

一般认为，小乳症主要是由乳腺腺体组织的缺少所致，此外还与皮下脂肪及结缔组织不充分有关。双侧小乳症多见于先天性双侧乳房发育不良。另外，多次妊娠及哺乳后，可出现自发性乳房萎缩；因某种消耗性疾病或不明原因导致体重急剧减轻或骤然消瘦后，也会出现乳房变小；还有某些先天性发育障碍疾病会乳房发育不良，如波伦综合征导致胸壁畸形等。

采用中医中药治疗本病，可收到一定疗效。比如采用健脾补肾的中药，如熟地黄、山药、山茱萸、枸杞子、菟丝子、杜仲、鹿角胶、炮附子、肉桂等，配合针灸膻中、少泽、足三里、太溪等穴位，并按摩乳房局部，保持情绪舒畅等，能够外源性促进乳房发育。此外，由于乳房是附着在胸大肌与其筋膜及肋间肌上面的，因此，多做胸部肌肉锻炼，如扩胸运动、上肢伸展运动、俯卧撑等，对于乳房的发育，都有促进作用。

小贴士

有些女孩子，虽然乳房平坦，身材瘦削，但身体健康。随着年龄的增长或结婚生育之后，这些女孩的乳房有可能会丰满起来，即所谓“不治而愈”。

6 筒状乳房畸形

筒状乳房畸形是一种罕见的乳房畸形，是由乳晕下乳腺组织在青春期过度发育所致。依其畸形的程度不同，本病有不同的命名，如：筒状乳房畸形、管状乳房畸形、筒状不对称乳房畸形、疝样乳头乳晕、穹隆样乳头、乳头样乳房及窥探样乳房等。

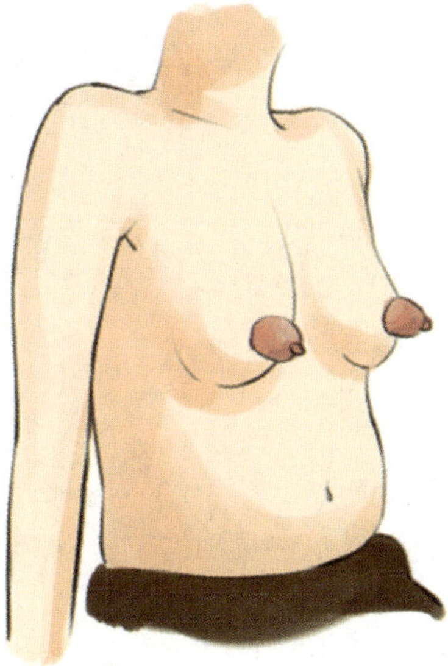

筒状乳房畸形具体发病机制还不清楚，其特征表现主要有以下4个方面：

（1）乳房形状为圆柱形而非圆锥形；

（2）乳房基底部周径缩窄，乳房下皱襞位置高于正常；

（3）乳晕很大且前凸；

（4）存在第二乳房皱襞。

手术矫正是本病唯一的治疗方法，能够帮助患者恢复正常的乳房形态。

乳头内陷或扁平

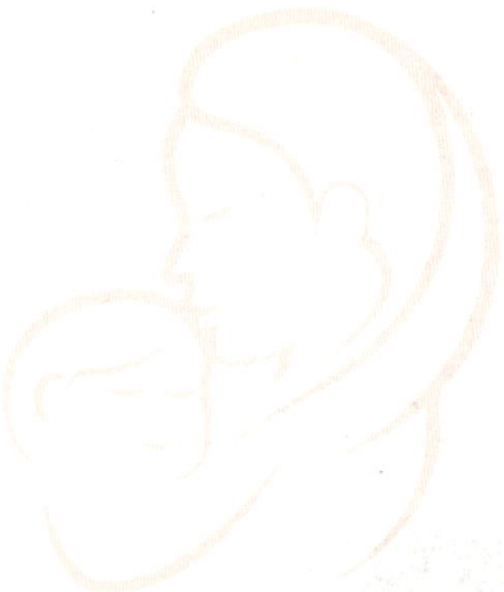

乳头内陷是一种较为常见的女性乳腺畸形，其发生率为1%~2%。乳头内陷的程度因人而异。轻者仅表现为不同程度的乳头低平或回缩，受刺激后可凸出或可挤出乳头；重者表现为乳头完全陷于乳晕内，无法被牵出，呈火山口状，并常伴有分泌物或异味。

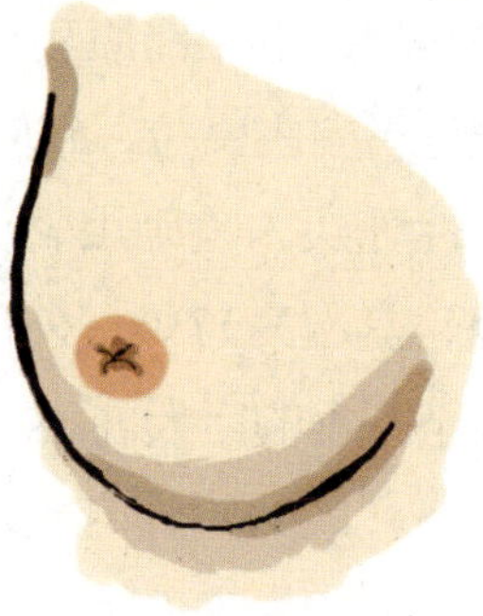

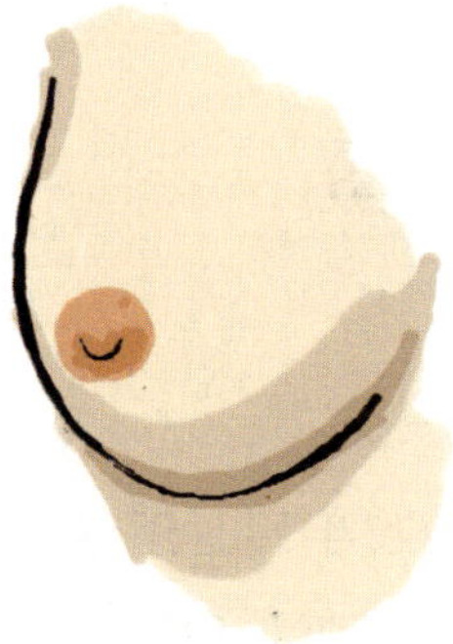

扁平乳头，是指乳头长度小于0.5厘米，乳头与乳房皮肤在同一平面而不能竖起，也称为假性乳头内陷，其治疗方法可参照乳头内陷。

乳头内陷或扁平，一般双侧同时发生，也有仅单侧内陷者。内陷的乳头，如稍加挤压或牵拉就可以复出，即为轻度乳头内陷。乳头先天性内陷，多见于无哺乳史的女性。

一、原因

乳头内陷的原因有先天性及后天性两种，大多数为先天性。

先天性乳头内陷的主要原因是胚胎发育期中胚层增殖障碍。乳头、乳晕的平滑肌和乳腺导管发育不良，致乳腺导管未能导管化，形成短缩的条索，同时其周围的平滑肌和纤维结缔组织短缩，导致乳头下支撑组织缺乏，加上乳腺导管向内牵拉，致使乳头外凸不明显或乳头内陷。

后天性乳头内陷则由乳头受乳腺内病理组织牵拉引起，最常见的原因是乳腺癌，其次为感染、外伤、乳腺手术后瘢痕牵拉及乳腺炎后的纤维增生，偶见于下垂的巨大乳腺。

产后哺乳期的妈妈若出现乳头内陷或扁平，一般有两种情况：一是产前未完全纠正的先天性短平乳头；二是因为产后乳房过度充盈而累及乳晕，被顶出来的乳晕与乳头几乎在同一水平线上，使乳头“看上去”平坦或内陷。

二、乳房伸展性检查

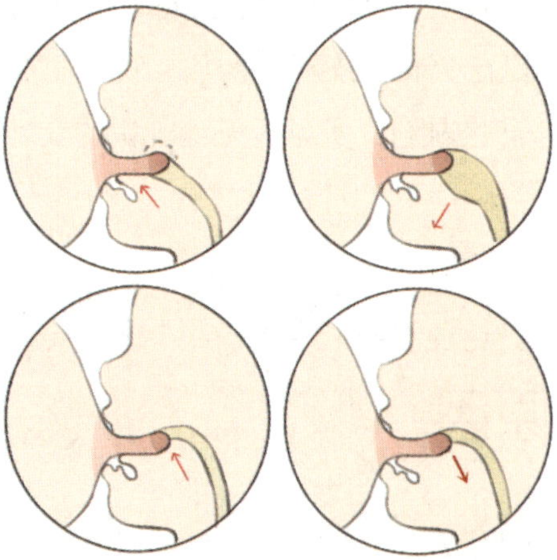

洗净双手后，用手牵拉乳晕组织，可检查乳房的伸展性。若很容易牵拉乳头下组织，说明乳房的伸展性很好，宝宝较易含住乳头，牵拉并在嘴中形成“奶嘴”。反之，则说明乳房的伸展性欠佳。

宝宝吃奶时，并不是单纯吸吮妈妈的乳头，而是将乳头和乳晕下面的乳房组织共同形成的“长奶嘴”都含到嘴里吸吮。对于产后哺乳来讲，乳房的伸展性比乳头的形状更为重要。乳房的伸展性在妈妈怀孕期间及宝宝出生后 1 周内会逐步改善，所以，妈妈的乳头即使在怀孕早期还看上去扁平，她的宝宝出生后也仍然可能毫不费力地吃到母乳。

三、分类

通过进行乳房伸展性检查，我们把乳头内陷分为真性内陷和假性内陷。用手牵拉刺激时，乳头能够凸出于乳房外，这种内陷是假性内陷。而通过牵拉刺激仍不能纠正的，则为真性内陷。还有一种乳头向内翻不能拉出，称为乳头内翻。

四、分型

根据乳头内陷深浅程度和干预措施，将乳头内陷分成 3 型：

Ⅰ型（轻度）：部分乳头内陷，乳头颈部存在，能轻易被挤出，挤出后乳头能够保持凸出状态，大小与正常人相似。

Ⅱ型（中度）：乳头完全内陷于乳晕之中，但可用手挤出，乳头较正常小，多无乳头颈部，难以维持凸出状态。

Ⅲ型（重度）：乳头完全埋在乳晕下方，无法挤出。

五、对哺乳的影响

每位妈妈的乳房、乳头大小、形状都不相同，但一般都不会影响泌乳。我们普遍认为内陷或扁平的乳头不利于哺乳，是因为乳头内陷或扁平时，宝宝不容易很好地含住乳头吸吮。这是与宝宝吸吮奶瓶嘴相比较而得出的结论。通过对哺乳技巧的掌握和有效的乳头纠正，可以有效提高宝宝的吸吮效率。这一纠正过程需要妈妈和宝宝的共同努力。

另外，内陷的乳头里还会藏污纳垢，不利于清洁，易患乳腺炎。

六、按摩调理

1 按摩常用穴位

膻　中

所属经络：任脉。

定位：在胸部，当前正中线上，平第4肋间，两乳头连线的中点。

主治：胸闷，气短，胸痛，心悸，咳嗽，气喘，呃逆，呕吐，乳痈，乳汁少等。

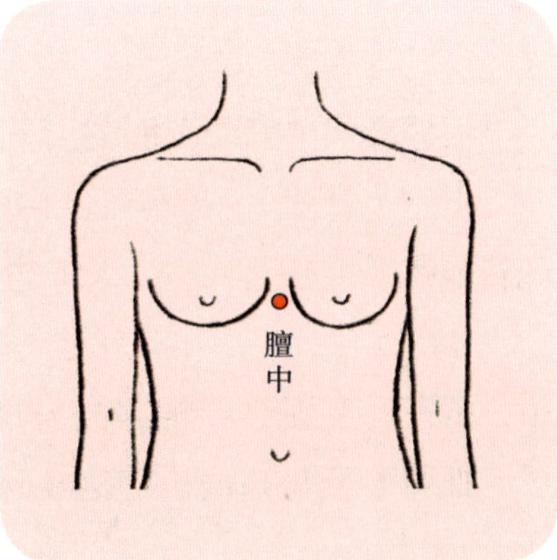

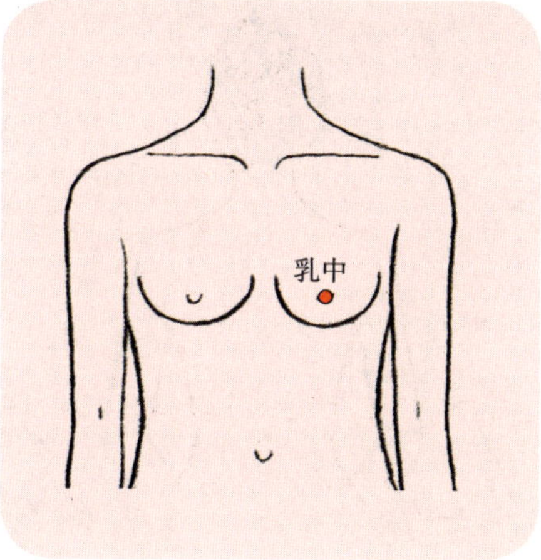

乳　中

所属经络： 足阳明胃经。

定位： 在胸部，当第 4 肋间隙，乳头中央，距前正中线 4 寸。

主治： 咳嗽，咽喉肿痛，乳汁分泌不足等。

乳　根

所属经络： 足阳明胃经。

定位： 在胸部，当乳头直下，乳房根部，第 5 肋间隙，距前正中线 4 寸。

主治： 咳嗽，哮喘，胸闷，胸痛，乳痈，乳汁少等。

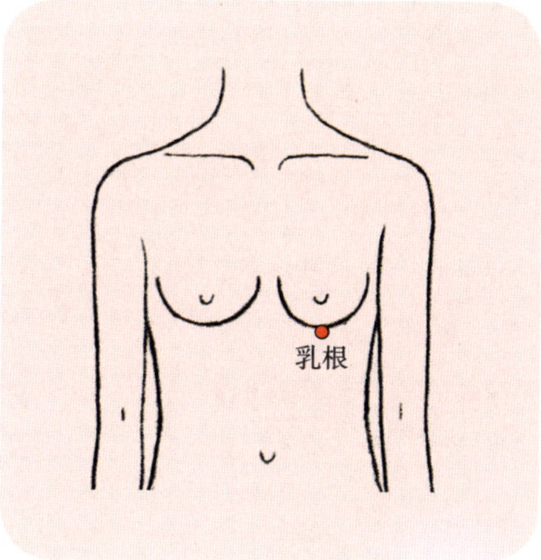

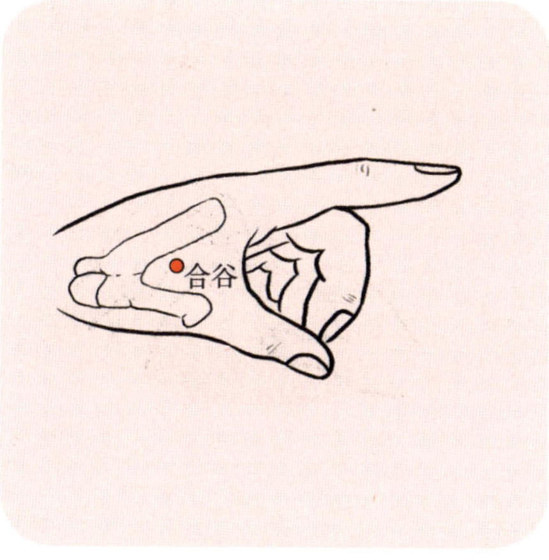

合　谷

所属经络： 手阳明大肠经。

定位： 在手背，第一、二掌骨间，当第二掌骨桡侧的中点处。

主治： 头痛，牙痛，目赤肿痛，咽喉肿痛，鼻衄，耳聋，痄腮，口眼㖞斜，热病，无汗，多汗，经闭，腹痛，便秘，滞产，上肢疼痛、不遂等。

肩　井

所属经络：足少阳胆经。

定位：在肩上，前直乳中，当大椎穴与肩峰端连线的中点上。

主治：头痛，眩晕，颈项强痛，肩背疼痛，上肢不遂，瘰疬，难产，胞衣不下，乳痈，乳汁少等。

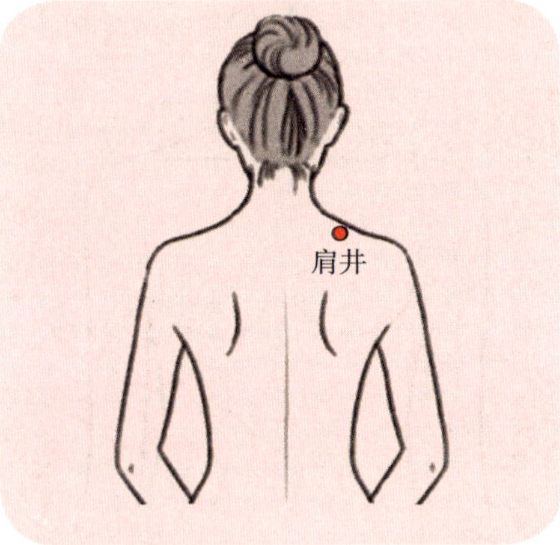

2 按摩方法

（1）捻转乳头

从乳房两侧向乳头中心用力挤出一些乳汁，用两拇指和食指平行挤压乳头两侧，慢慢地由乳头向两侧外方拉开，继而捻转乳头，使乳头向外凸出。用同样的方法对另一侧乳头做捻转动作。

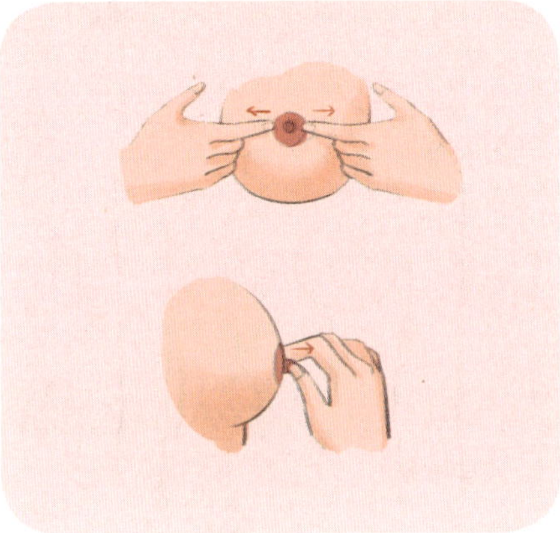

（2）捏拿乳头

一手托住乳房，另一手拇指与食、中二指相对，轻轻捏拿乳头约2分钟，模拟宝宝对乳头的吸吮。

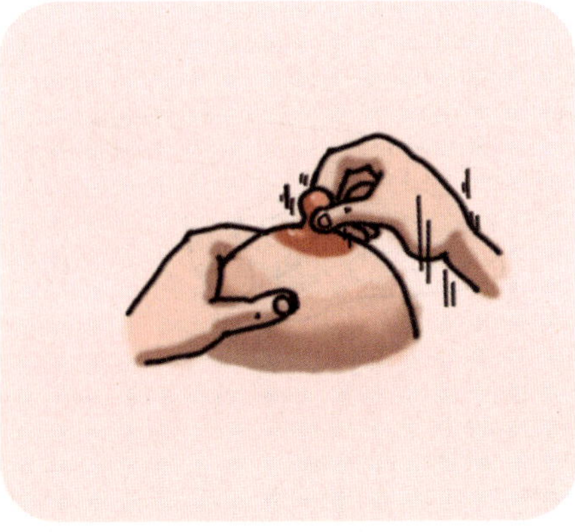

（3）梳理乳房

一手托住乳房，另一手五指指腹自乳房根部向乳头方向梳理乳房，约5分钟。

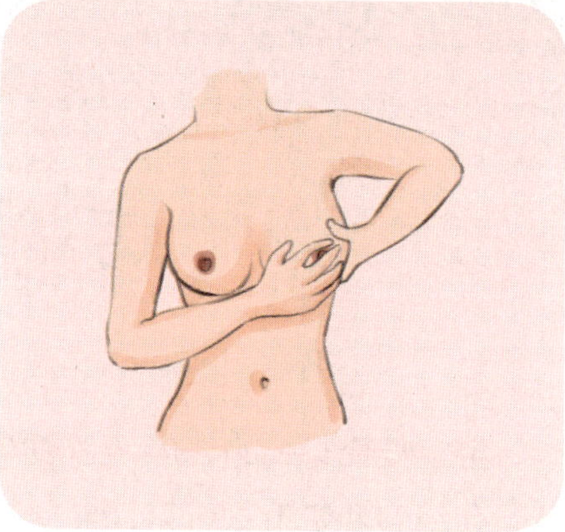

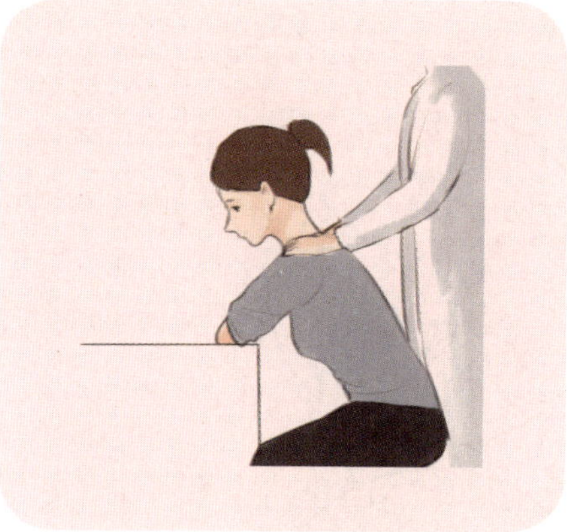

（4）刺激穴位

用拇指指腹点按膻中、乳中、乳根穴，使乳房局部有酸胀感，每穴刺激约1分钟；

用两手拇指与食、中二指相对，按揉肩井穴，并由轻而重的边拿边提拨肩井穴部位的肌肉，持续约1分钟，以肩、颈、上背部肌肉放松为度；

用拇指按于合谷穴上，由轻渐重地按揉穴位10~20次，以穴位局部有明显的酸胀感为度。

小贴士

可以用梳子代替五指，做梳理乳房的动作。梳齿要光滑，用力要柔和，避免损伤乳房皮肤。

七、哺乳技巧

宝宝吸吮妈妈的乳房，必须将乳头和大部分乳晕含在口中，舌头呈勺状，包绕到乳晕上。可见，宝宝不仅是吸吮乳头，而是将乳头和乳晕下面的乳房组织含进嘴里形成一个“长奶嘴”，乳头仅占此“长奶嘴”的 1/3。因此，对于哺乳来说，关键不在于乳头的长短，而是乳房组织的延展性好不好。

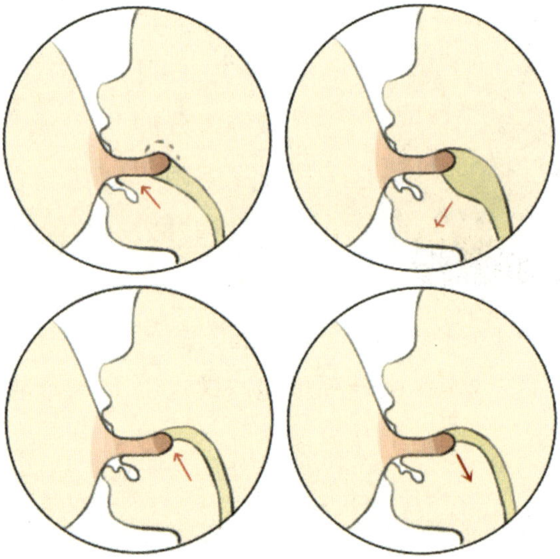

乳头内陷的妈妈在哺乳时，只要掌握一定的要领，也可以顺利完成哺乳过程，不要有太大的心理压力。

1 哺乳前，妈妈们要做好充分的准备

（1）妈妈们要选择舒适松弛的坐位姿势。

（2）可用热毛巾湿敷乳房 3~5 分钟，同时配合按摩乳房，以刺激泌乳反射，按摩方法可以参照乳汁不足的按摩方法，如刺激乳头、乳晕，按摩乳房体等。

（3）挤出一些乳汁，使乳晕变软，继而捻转乳头，引起立乳反射。

2 哺乳时，需要注意的要点

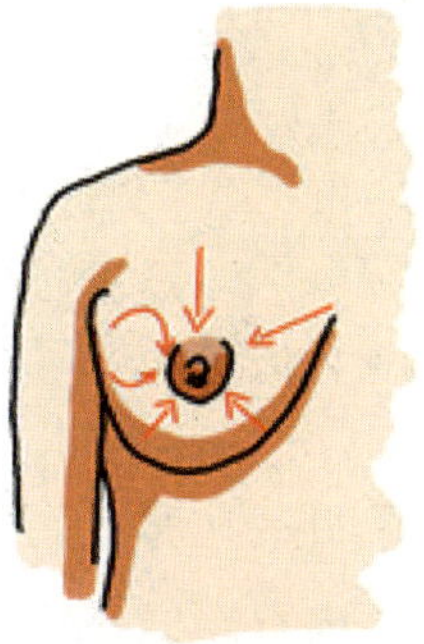

（1）取环抱式或侧坐式喂哺宝宝，以便妈妈较好地控制宝宝头部，易于固定吸吮部位。

（2）妈妈一手呈“U”形或“C”形拖住乳房，用拇指和食指捏扁乳房，使之与宝宝嘴巴方向平行，然后用食指从乳晕下方向上、内侧推，帮助乳头挺出来。

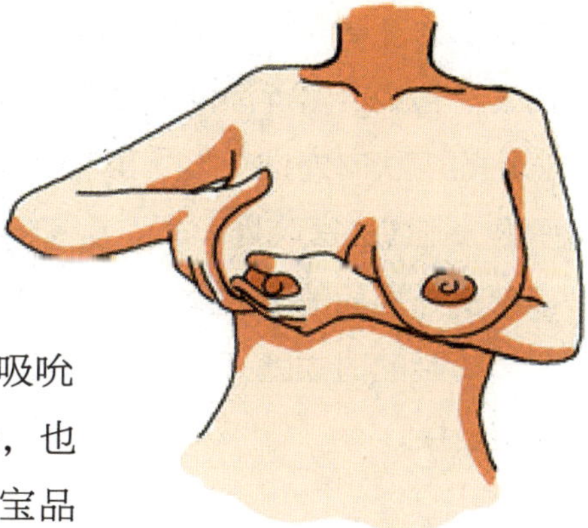

（3）“再塑乳头”的同时，妈妈用另一只手托住宝宝的头颈部，确保宝宝能深入含接。

（4）在宝宝饥饿时，先让其吸吮平坦的一侧乳头，因为饥饿的宝宝吸吮力最强，容易含住乳头和大部分乳晕，也可先在乳头位置挤出少许乳汁，使宝宝品尝到乳汁的味道后愿意继续尝试吸吮。

（5）若吸吮未成功，可用抽吸法使乳头凸出，并再次吸吮。

3 哺乳后，要继续纠正

（1）用吸奶器帮助吸乳头，或者在宝爸帮助下牵拉乳头。

（2）在两次哺乳间隙要注意保持乳头的清洁与干燥，以保护乳头。

（3）对暂时吸吮未成功的宝宝，也尽量不使用奶瓶喂养，以免引起乳头错觉，给吸吮成功带来更大困难。

八、日常养护

1 早纠正

青春期是乳房发育的重要时期，也是纠正乳头内陷的重要时期。有乳头内陷或扁平现象的女孩子，可以经常牵拉乳头，使双乳头凸出，使周围皮肤支撑力度增大，起到定型作用。提拉乳头的动作每日可进行多次，时间长了，乳头自然逐渐向外凸起。如果牵拉效果不明显，可以先将乳房近乳头处的皮肤向外推一推，再向乳头方向提拉。如果经过纠正，乳头仍内陷严重，则应去医院处理。

对于分娩后的新妈妈，我们建议妈妈与宝宝要不断地进行皮肤接触，在宝宝不饿的时候就开始尝试哺乳，这时的乳房柔软，乳晕不硬，比较利于宝宝含接。

2 正确的哺乳姿势

采用正确的哺乳姿势，也能帮助乳头内陷或扁平的妈妈尽快完成哺乳。产后第一天，如果妈妈身体虚弱或伤口疼痛，可以采用侧卧位喂奶，家人可帮助新妈妈在喂奶时托住宝宝的头、肩膀和屁股。等妈妈体力恢复后，

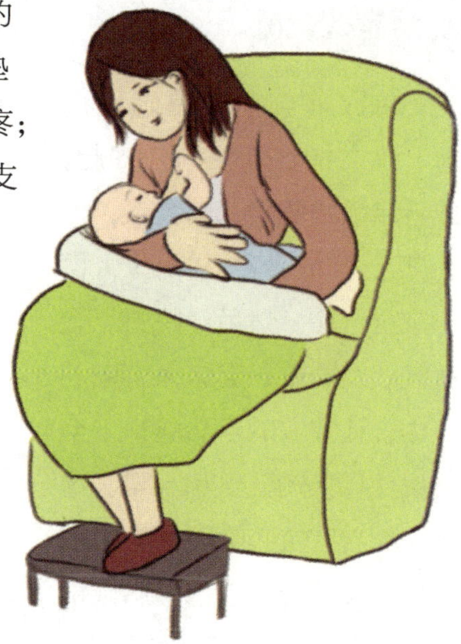

就可以坐起身抱着宝宝喂奶了。这时的哺乳姿势有以下几个要点：找一个靠垫支撑腰部，避免腰部悬空，导致产后腰疼；抱宝宝的手臂也不能悬空，最好能有支撑物。

此处给妈妈们介绍一个舒适的坐姿：妈妈倚靠床头而坐，或坐在沙发上，脚下踩一小凳，使膝关节屈曲90° 左右，在大腿部位放几层褥子或一个厚垫子，使宝宝躺在上面后与妈妈的乳房高度大致相同，此时妈妈仅需要用双手揽住宝宝身体即可完成哺乳，而不需持续用力托住宝宝。

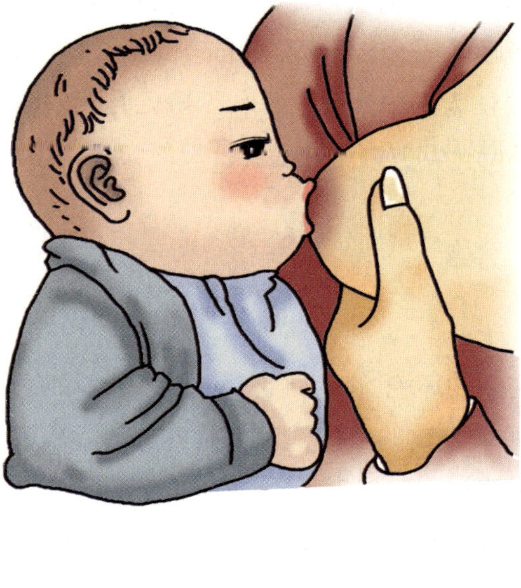

哺乳时，宝宝身体面向妈妈，鼻尖正对乳头，宝宝与妈妈胸贴胸，腹贴腹，宝宝嘴张大，下唇外翻，包裹住部分乳晕。可以使用奶嘴、乳头保护罩等辅助工具。如果宝宝以错误的姿势含接乳房，妈妈们就会感到乳头疼痛，宝宝用力地吸吮，把乳头吸进吐出，还可能造成乳头皮肤与宝宝口腔反复摩擦，导致妈妈乳头破裂，甚至出血。

3 有效吮吸

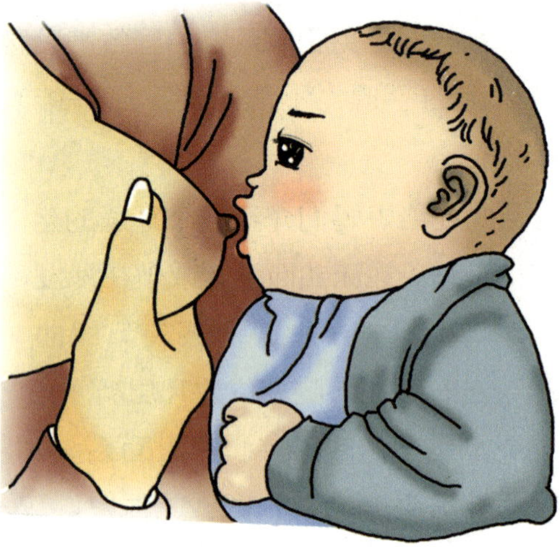

每次哺乳前，妈妈可用拇、食二指将乳头向外提起，或者用吸奶器吸几下乳头，让乳头变得稍微凸出一些，便于宝宝含住。然后，妈妈尽量将乳头及乳晕一起送入宝宝的口中，让宝宝的舌头能从下至上裹住母亲的乳头和乳晕。这样，随着宝宝吸吮时舌头由前向后呈波浪形运动，嘴唇或松或紧有节奏地运动，便可以很好地刺激母亲乳晕部位的神经敏感区，促使泌乳，还能在反复的抽吸中使乳头渐渐固定在凸出的位置。

如果妈妈的乳头内陷不严重，那么，只要喂奶的姿势正确，或有专业人员的帮助指导，宝宝就可以顺利吸吮。而且，有乳头内陷的妈妈在喂奶的时候要讲究方法，比如在宝宝饥饿时先吸内陷较重的一侧乳头，此时宝宝的吸吮力强，能吸出乳头并含住大部分乳晕，有利于矫正乳头内陷。千万不要因为宝宝吸吮几次没吸到奶，就放弃母乳喂养。反复尝试，总能成功。

4 清洁乳头

内陷的乳头会形成一个相对密闭的环境，其中若有乳汁残留或污垢蓄积，就容易引起继发感染，对妈妈和宝宝的身体健康都是不利的。所以，每次哺乳前后，妈妈们都要注意清洗乳头。

清洁时，用干净的小毛巾蘸温水擦洗即可，并不需要使用肥皂等清洁用品，但要注意将内陷的乳头拉出来清洗，以免其中“藏污纳垢”。

小贴士

妊娠后期，一部分准妈妈的乳头或乳晕上会出现棕色或黑色的结痂，这主要是乳房少量分泌乳汁造成的。准妈妈们可以在乳头上涂抹少许食用油，浸泡一会儿，再用棉签擦拭，即可将奶痂去除。不要用指甲抠掉奶痂，避免损伤乳头。

5 妈妈心情放松

我们要注意缓解妈妈的焦虑情绪，树立其母乳喂养的信心。在纠正乳头内陷的过程中，家人的支持尤为重要，尤其是初产后，家人要给予妈妈充分的鼓励与支持，并协助妈妈哺乳。牵拉乳头或进行按摩操作时，动作要轻柔，避免妈妈因难以忍受疼痛而动摇母乳喂养的决心。妈妈要有耐心，多与宝宝磨合，千万不要因宝宝哭闹而放弃母乳喂养。

6 避免使用奶瓶、奶嘴等喂奶

如乳头内陷或扁平影响到宝宝吸吮母乳，且这种状况在短时间内还无法解决的时候，我们还可以采用乳旁加奶，比如通过贴在妈妈乳头上的特殊喂养管吸入配方奶，或用杯子、勺子、乳头保护罩等工具辅助哺乳。

但是，要尽量避免直接使用奶瓶、奶嘴喂奶，每次哺乳都要先让宝宝充分吸吮母乳，而不能象征性的吸几分钟后，就给奶瓶。否则，宝宝就会形成条件反射，即先吸一会儿妈妈的奶，再哭闹，然后就会得到奶瓶、奶粉。这时，宝宝会认为吸吮乳房是吃奶前的必要步骤，而奶粉才是真正的饭。这既不利于宝宝的身体健康，也不利于妈妈的乳房、乳头健康。

对于短时间内不能纠正的乳头内陷，宝宝无法实现有效吸吮，我们建议妈妈们可以直接挤少量乳汁到宝宝口中，当宝宝尝到乳汁的味道后，就会有继续尝试吸吮的动力。

小贴士

乳头错觉又称为乳头混淆，是指新生儿在吸吮母亲乳头之前先吸吮了奶瓶，或因各种原因频繁地给宝宝使用奶瓶喂养，致使宝宝不会吸吮或不愿吸吮母乳的现象。目前，乳头混淆已经成为母乳喂养失败的重要原因之一。

7 巧用乳头保护罩

乳头内陷或扁平的妈妈戴上乳头保护罩，乳头就一下子延长了不少，更利于宝宝的吮吸。

乳头保护罩又叫乳盾，是一种哺乳辅助用品，一般采用医用硅胶材料制成，模拟乳头的外形，轻柔贴合乳房，为妈妈提供哺乳时的乳头保护作用。尤其当妈妈有乳头内陷、扁平、过大、过小及皲裂、疼痛等问题时，乳头保护罩就可以派上用场，帮助妈妈顺利进行母乳喂养。

但是，很多妈妈都遇到过乳头保护罩戴上后反复掉落的问题。其实，佩戴乳头保护罩也是有技巧的：

（1）使用乳头保护罩前，要洗净双手，并对乳头、乳晕及乳头保护罩进行清洁。

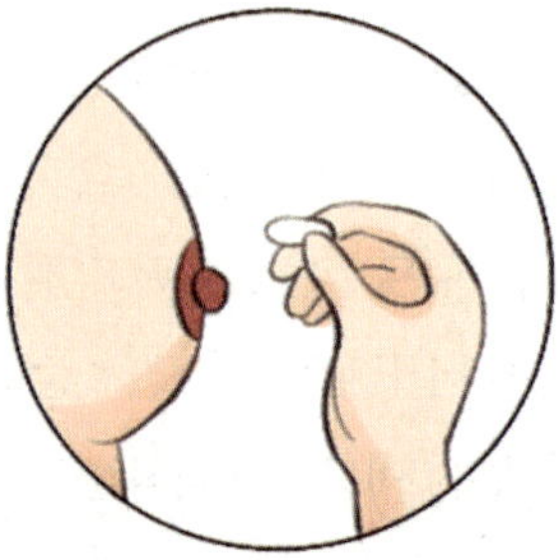

（2）将乳头保护罩内侧向外翻出大约一半，并把它贴在乳头上。

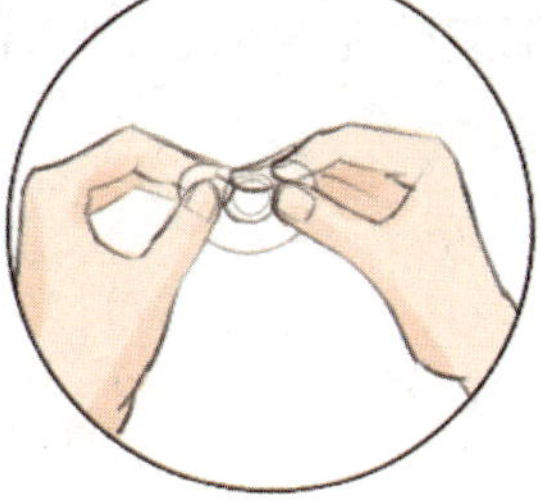

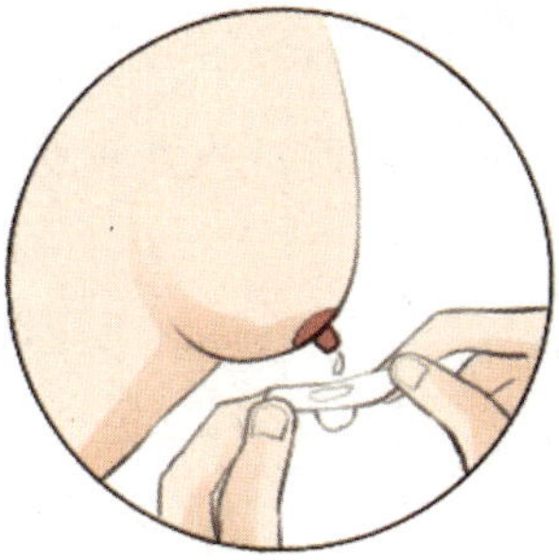

（3）妈妈身体稍向前倾，将少许母乳滴入乳头保护罩内。

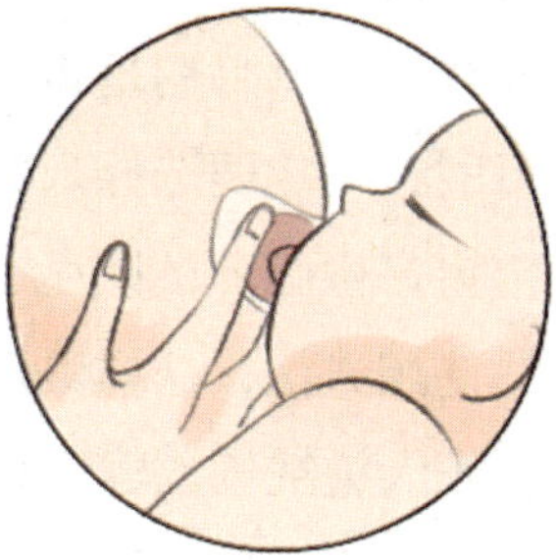

（4）将乳头保护罩贴合在乳房上，并用手指按住保护罩的四周，让宝宝吸吮，宝宝在吸吮到乳汁的同时，保护罩会与乳房皮肤贴合，便可以正常使用了。

有些妈妈刚刚生产完，还没有乳汁分泌出来，这时我们就可以先给保护罩充满水或奶后再按上述方法使用，且注意不要用手指挡住通气孔。

乳头保护罩能够帮助解决短期内母乳喂养的诸多问题，但是也有一些事项需要妈妈们注意：例如使用前先煮沸消毒 3~5 分钟；使用后可用奶瓶清洁剂清洗干净，并放在干燥卫生的盒子里保存；如果乳头保护罩上出现了裂痕或被宝宝咬破的痕迹，要更换新的保护罩，以免宝宝吞下碎片，出现危险；乳头保护罩不要使用太长时间，一旦乳头状况好转，要立刻改为直接哺乳。

如果宝宝能在不使用乳头保护罩的情况下吃到奶，哪怕吃的速度略慢、时间较长，也可以暂时不用乳头保护罩。因为乳头保护罩可能会让宝宝产生乳头错觉，为日后回到直接哺乳造成麻烦。此外，如乳头保护罩无法与乳房部皮肤完全贴合，宝宝吃奶时可能会同时吞入空气，容易导致宝宝腹胀或吐奶。

小贴士

乳头保护罩每次使用过后，都应该清洗、消毒，最简单的方法就是将其放在开水中煮沸。

使用乳头保护罩会导致宝宝拒奶吗？

这取决于妈妈们是否正确选择、使用乳头保护罩。首先，在选择乳头保护罩时，一定要选择尺寸合适、质地薄软的产品，这样的乳头保护罩不会让宝宝产生强烈的陌生、抗拒的感觉，比较容易接受。其次，注意采取正确的使用方法，这样既可以保证宝宝能顺利吸到乳汁，还避免因贴合不严而吞入大量空气，导致腹胀或吐奶。第三，一旦乳头状况好转，就要尽快恢复直接哺乳，妈妈可以在哺乳时先用乳头保护罩碰触宝宝口唇，在宝宝张开嘴巴的时候顺势把乳头和乳晕塞进宝宝口中，反复尝试后，宝宝会习惯吸吮乳头的感觉，从而纠正乳头错觉。

8 奶嘴不能代替乳头保护罩

很多妈妈会觉得购买乳头保护罩太浪费，认为奶嘴与保护罩长相差不多，可以用来代替乳头保护罩。但是，我们建议，妈妈们尽量不要用奶嘴代替乳头保护罩。

首先，二者质地不同。乳头保护罩一般会选择更加轻薄、柔软的硅胶材料，其与皮肤的贴合度更高，宝宝吸吮时的状态与直接吸吮乳头相似。而奶嘴一般都要硬一些，使用时妈妈的舒适度较差，我在门诊上见到过因使用奶嘴辅助哺乳而导致乳房皮肤被奶嘴磨破的病例。而且，当妈妈用力按住奶嘴以避免其移位时，也很容易导致乳腺管被外力压迫，而出现乳汁淤积或急性乳腺炎。

第二，尺寸问题。奶嘴与奶瓶配套使用，一般分标准口径和宽口径两类，尺寸差别不大，妈妈的选择余地不多。而乳头保护罩却可以根据妈妈乳头的大小来选择具体的尺寸，这就让保护罩在贴合皮肤方面具有天然的优势，能有效避免漏奶。

此外，乳头保护罩的形状设计更加贴近妈妈乳头的感觉，宝宝不会有陌生感，能更舒适地完成吸吮动作。

所以，我们建议有乳头内陷或扁平状况的妈妈，可以根据自己乳头尺寸，选择大小合适的乳头保护罩，在一段时间内帮助完成哺乳。

小贴士

乳头皲裂的妈妈有时需要使用硬质乳头保护罩。

9 自制牵引器

纠正乳头内陷或扁平，妈妈们要尽早干预，女性在青春期即可进行纠正。怀孕后的准妈妈们可在妊娠后期（约孕 7 个月后），每日用乳头矫形器吸引乳头数次，利用其负压促使乳头膨出。

母婴用品商店有专门的乳头牵引器出售。我们也可以自己动手制作简易的乳头牵引器：取一个 20 毫升的注射器针筒，用剪刀剪掉注射器前端，取出推针，并将推针从剪好的注射器前端塞进去。使用时，一手将表面光滑的注射器尾端固定在妈妈的乳头上，另一手持推针，慢慢向外牵拉，保持 5~10 秒钟后松开，反复操作，每次每侧乳房约吸 5 分钟，一天可以使用 2 次。通过反复多次地有效吸吮，并配合使用乳头牵引器吸引，大多数妈妈内陷的乳头会渐渐挺立、凸出，可以正常哺乳。

需要注意的是，刺激乳头有时会引起宫缩，所以孕妈妈要在孕7月后，胎儿状态稳定的时候进行牵引操作，牵引过程中一旦出现腹痛等异常表现，要立刻停止操作，并卧床休息。曾经有流产史、早产史的妈妈则应尽量避免对乳头刺激，否则易引起再次流产。

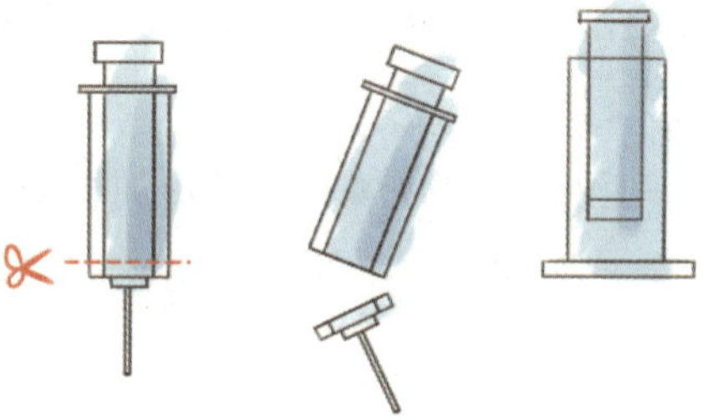

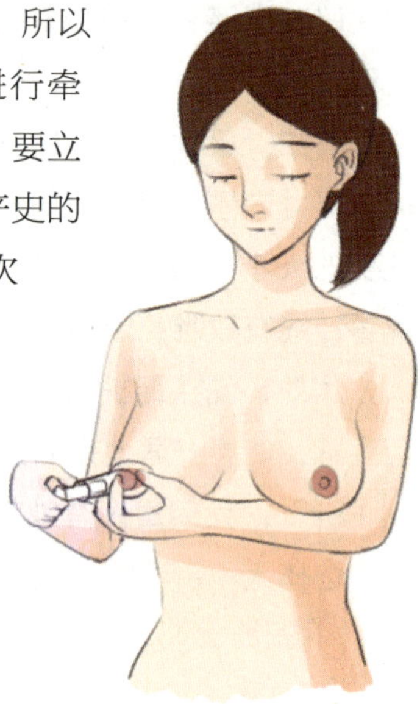

小贴士

注射器的针筒型号要视乳头大小而定。抽吸负压的强度以孕产妇略感疼痛为宜。乳头牵出后不要保持过长时间，以免造成乳头肿胀。

10 霍夫曼运动

乳头内陷或扁平的妈妈，在怀孕7个月以后，就可以开始进行霍夫曼乳头伸展运动。

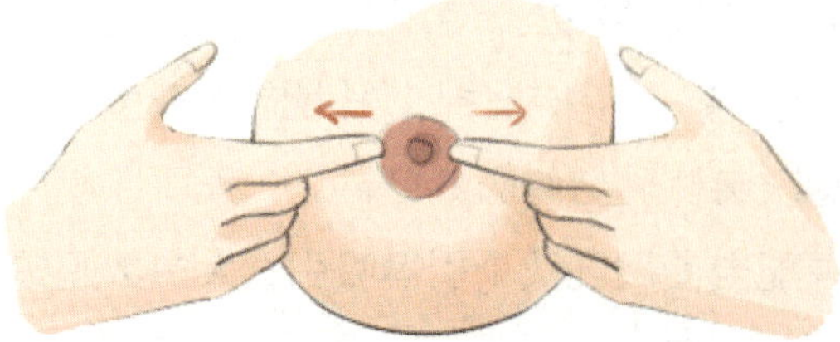

（1）妈妈将两手拇指或食指平行放在乳头根部两侧，用力下压，同时向相反方向牵拉，以此松弛乳头根部，牵拉乳晕及皮下组织，使乳头向外凸出。

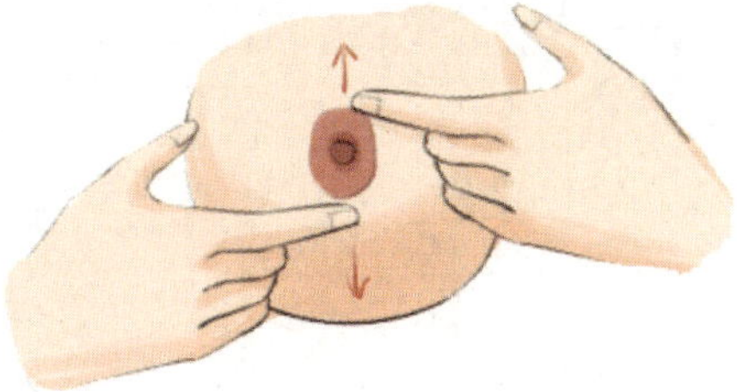

（2）将两手指平行放在乳头上下两侧，由乳头向上下纵向拉开。

（3）用拇、食指捏住乳头轻轻向外牵拉数次，并配合按摩乳头，促使长乳头形成。

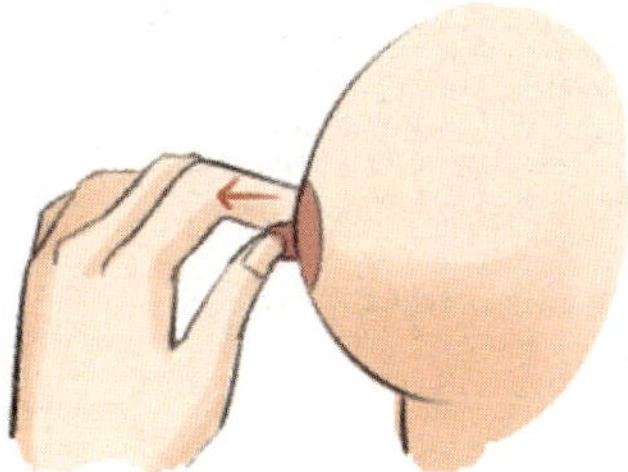

这个练习每天早、中、晚各做 1 次，每次约 3~5 分钟，牵拉练习后要用温水清洗乳头，长期坚持有助于改善乳头内陷。

小乳头

一、按摩调理

二、哺乳技巧

三、日常养护

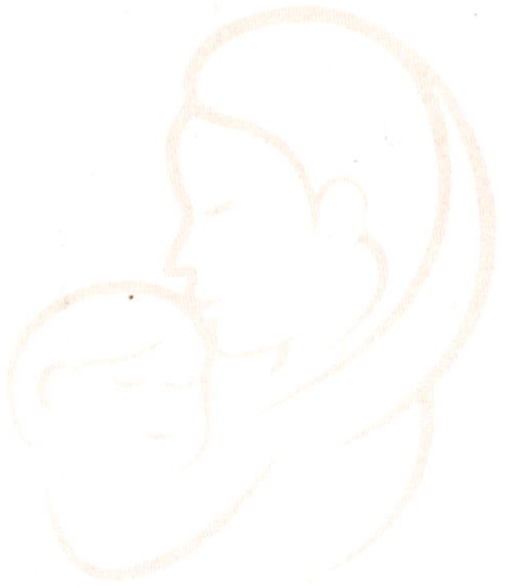

小乳头是指乳头长度和直径都小于0.5 厘米的乳头。

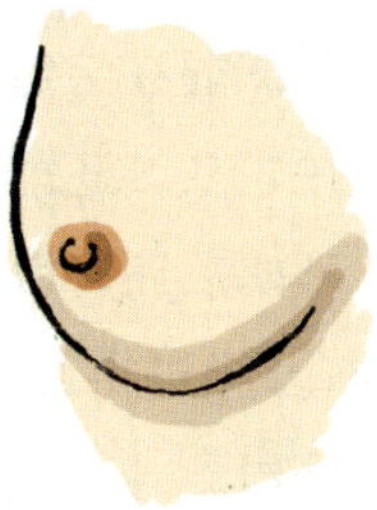

一般认为，乳头小与先天发育有关，通常不会影响正常的生育、哺乳，所以基本不需要治疗。但是，与乳头内陷或扁平一样，过小的乳头不利于宝宝含接，会影响宝宝有效吸吮。所以，乳头过小的妈妈要掌握一定的哺乳技巧，增加哺乳成功率。

一、按摩调理

可以用按摩方法，促进乳房及乳头局部血液循环，使小乳头继续发育、变大，尤其是在女性青春期乳房快速发育时期，按摩能促进乳房发育完善。小乳头按摩方法可参照乳头内陷或扁平的按摩方法，注意刺激量不要过大。

二、哺乳技巧

乳头内陷或扁平妈妈的哺乳技巧同样适用于小乳头妈妈，即宝宝吸吮妈妈的乳房，必须将乳头和大部分乳晕含在口中，舌头呈勺状，包绕到乳晕上。妈妈在喂奶前，可以用拇、食、中指相对，捏起乳头，向外牵拉 30

次左右；喂奶时，用食指和中指夹住乳晕，让乳头凸显在宝宝面前，这样宝宝更容易衔住乳头，还能防止乳房堵住宝宝鼻孔；喂奶后还可以用吸奶器吸乳头10次左右。经过持续哺乳，小乳头会变得更加凸显。

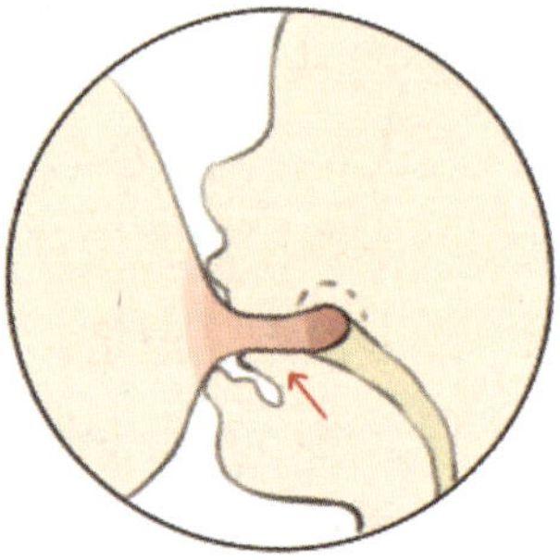

三、日常养护

1 产后早吸吮

哺乳过程中，在妈妈体内激素水平变动和宝宝对乳头的吸吮刺激双重作用下，乳房有了第二次发育的机会。所以，妈妈们一定要充分利用这一机会，及早让宝宝有效吸吮乳头，给乳房一个良性刺激。而且，初乳中的各种有益成分能够促进宝宝健康生长。

2 避免使用奶瓶、奶嘴等喂奶

与乳头内陷或扁平妈妈一样，小乳头妈妈也会担心自己的宝宝不能成功吸到乳汁，有的妈妈虽然一开始乐于尝试调整各种姿势喂奶，却始终无法与宝宝有效衔接，就渐渐地失去了信心。事实上，只要采取正确的方法，沉住气，有耐心，在反复的磨合中一定是可以成功哺乳的。同样的，我们也建议小乳头妈妈不要过早使用奶瓶喂奶，以免宝宝不会吸吮或不愿吸吮母乳，出现乳头混淆，或称乳头错觉。目前，乳头混淆已经成为母乳喂养失败的重要原因之一。

3 不要穿过紧的胸罩

每个人的乳头大小都是不一样的，一般认为，只要没有乳头内陷，就都不是什么大问题。但是，为了让乳头大小尽可能在正常尺寸，为分娩后哺乳奠定良好的基础，我们仍然建议大家重视乳房、乳头的正常发育。

选择舒适的胸罩非常重要。胸罩是每个女性都要穿着的贴身衣物，有些女性为了凸显身材会选择紧小的胸罩，如果长期穿着这样的胸罩，会导致乳房供血不足，尤其是带有钢托固定的胸罩，会压迫乳腺，造成乳房疼痛、结节，甚至有的时候会导致女性颈、肩、后背部不适。为了乳房、乳头的健康，我们建议大家穿着宽松、纯棉的胸罩，并注意经常清洗胸罩，保持清洁与卫生。

小贴士

我们在临床治疗乳汁淤积和哺乳期急性乳腺炎时，发现很多积乳硬块位于乳房的外下边缘，这正是胸罩钢托的位置所在，我们不能把积乳完全归因于钢托，但这的确提示我们，女性，尤其是哺乳期的女性，不要穿着过紧的胸罩。

4 合理饮食

通过合理饮食，可以促使乳房、乳头充分发育。比如多吃豆类、黑芝麻、核桃仁等滋阴补肾的食物，避免吃辛辣、油腻、刺激性食物，注意饮食营养均衡，不偏食，不节食。

5 适度运动

可以进行胸部及上肢肌肉力量的训练，间接促进乳房和乳头的发育：

（1）仰卧，双臂由体侧向上举过头顶，挺胸，并保持一会儿，然后双臂还原。做 30 次。

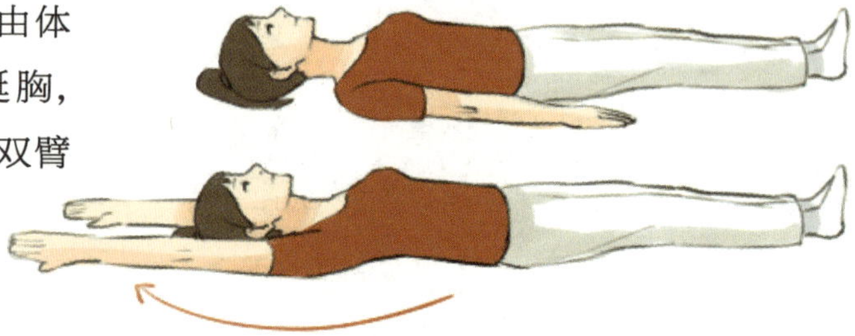

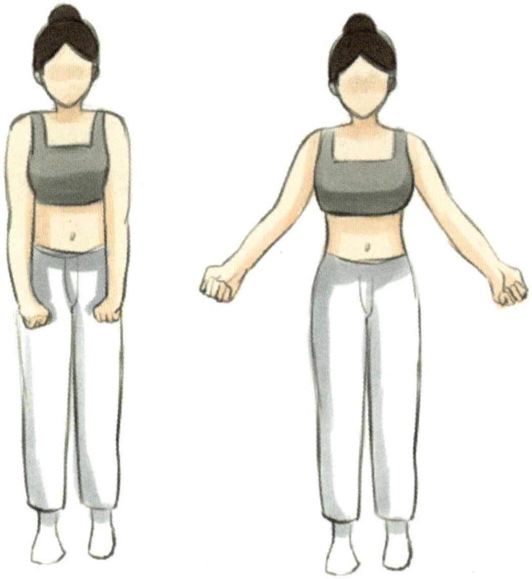

（2）站立，做含胸－挺胸动作，含胸时两臂内旋，挺胸时两臂外旋，注意抬头、收腹。做 30 次。

（3）跪姿，以膝盖及双手臂支撑身体，保持膝盖弯曲 90°，做上肢屈曲俯卧撑动作，使乳房尽量触地，保持一会儿，再还原。做 10~15 次。

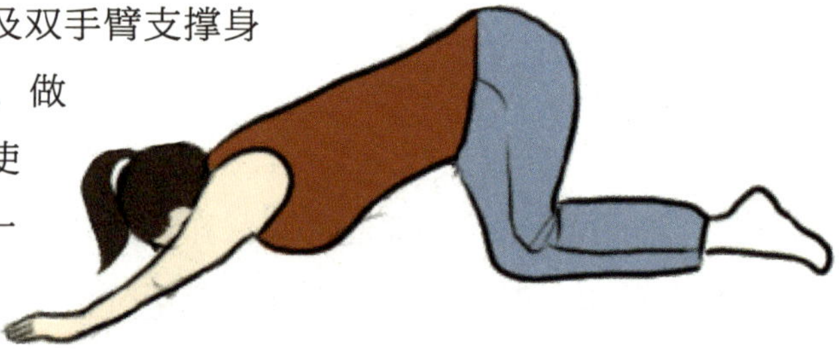

总之，小乳头并不是大问题，只要没有感到不舒服，就不需要过度关注。很多小乳头的女性在生育、哺乳后，乳房和乳头都会变大。但是，如果自己对小乳头特别介意的话，也可以等哺乳期过后进行手术治疗。

小贴士

有一种乳房异常叫作平坦乳，常见于胸部平坦或身体消瘦的女性，主要表现为乳房不够丰满凸出，宝宝吸吮困难。平坦乳的妈妈在哺乳前可以先热敷并配合乳房按摩，适当牵拉乳头使其凸出，喂奶时上身前倾以利于宝宝吸吮。

巨大乳头

一、哺乳技巧

二、日常养护

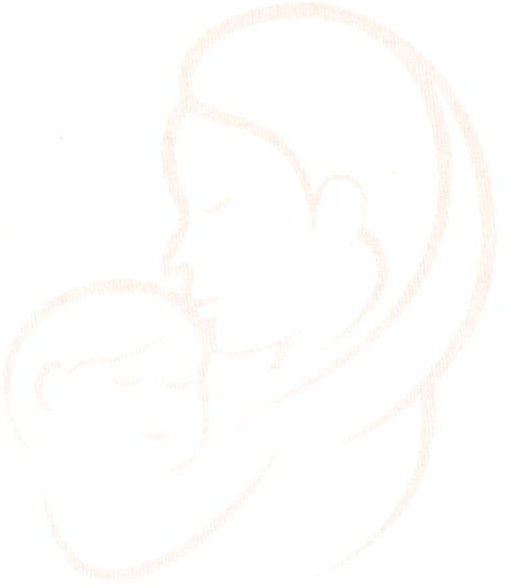

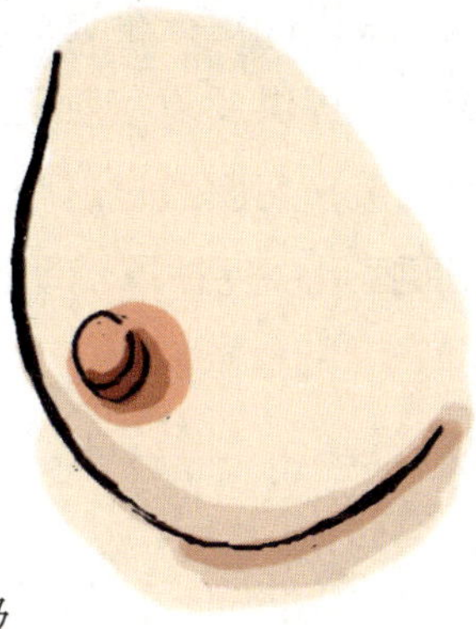

巨大乳头是指乳头直径大于 2.5 厘米的乳头。

通过对乳头内陷或扁平及小乳头的介绍，大家可能会认为，既然乳头小不好，那么乳头大或者长就肯定有好处了。但是，实际情况是，乳头过大、过长，对哺乳也是不利的。宝宝口腔容量是有限的，所以乳头过大、过长的妈妈在哺乳时，宝宝只能吸到乳头，而不能将乳晕组织也含进嘴里，这就形成了无效吸吮。无效吸吮导致宝宝不能充分吸空乳房中的乳汁，而且因为宝宝舌头无法包裹到乳晕，会将妈妈的乳头顶压到硬腭上，使乳头变形。此外，宝宝的舌头与妈妈的乳头频繁摩擦，再加上宝宝吸吮时口腔内形成负压环境，很快就会造成乳头水肿、破裂，导致妈妈哺乳时乳房疼痛。

一、哺乳技巧

通过对乳房、乳头状况的评估，并指导妈妈与宝宝正确衔接，促使宝宝有效吸吮，巨大乳头的妈妈也是可以顺利哺乳的。哺乳前，妈妈可以用手指轻轻捻揉乳头，就像穿针引线前捻转线头一样，使乳头变得细长，利于宝宝吸吮；哺乳时，妈妈可尝试不同体位，并用手托起乳房，将乳头送入宝宝口中，经过反复调

小贴士

乳头巨大的妈妈普遍认为自己的乳头会让宝宝含接困难，但通过掌握一定的哺乳技巧，可以让哺乳顺利进行。

整，最终确定一个适合自己和宝宝的最佳哺乳姿势；更重要的是，妈妈要给宝宝提供反复接触乳房、练习吸吮的机会，让宝宝去努力适应妈妈的巨大乳头，习惯通过这个巨大的乳头吸吮乳汁。巨大乳头的妈妈们也可以借助硬型乳头保护罩辅助授乳。

二、日常养护

乳房的发育是有明显个体差异的，所以巨大乳头本身是没有太大问题的，一般认为，只要没有病理性改变，都可以不用过度关注。生理性或因使用某些药物导致的乳头巨大，常常可以自行消退，或在停药后消退。但是如果乳头有异常溢液，乳房出现包块，或伴有明显疼痛，我们就要提高警惕，密切观察，积极处理。

与其他乳头异常的日常养护方法相似，巨大乳头的女性也要注意规律作息，适度运动，另外还要注意避免经常挤压、刺激乳头。对于病理性乳头增大，或男性出现乳房肥大、乳头巨大，则要认真寻找病因，并根据病因，尽早采用积极有效的治疗方法，避免病情迁延，变生其他疾病。乳头巨大持续存在影响形体与心理健康者，可以选择乳头缩小术进行改善。

小贴士

乳头缩小术有多种不同的手术方式，要根据个人的体质不同进行选择。乳头缩小术术后可能出现乳头麻木、外形不满意、乳头坏死、影响哺乳等并发症，因此，不建议未婚、未孕者接受乳头缩小手术。

此外，不良的情绪会加重身体内分泌失调，使乳头生长失控，所以，女性要尤其注意保持良好的心情，使情绪舒畅。

小贴士

有一种乳房异常叫作悬垂乳，表现为整个乳房下垂，乳头却在乳房上半部。悬垂乳可造成输乳管弯曲，使部分乳汁积聚于乳房下半部，既不利于宝宝吸吮，还会造成乳汁淤积，日久有形成哺乳期急性乳腺炎的风险。悬垂乳妈妈哺乳时，要注意用手托起乳房，使乳房下半部分的输乳管与乳头位置基本相平，利用“水往低处流”的原理，帮助宝宝轻松吸空乳房内的乳汁。

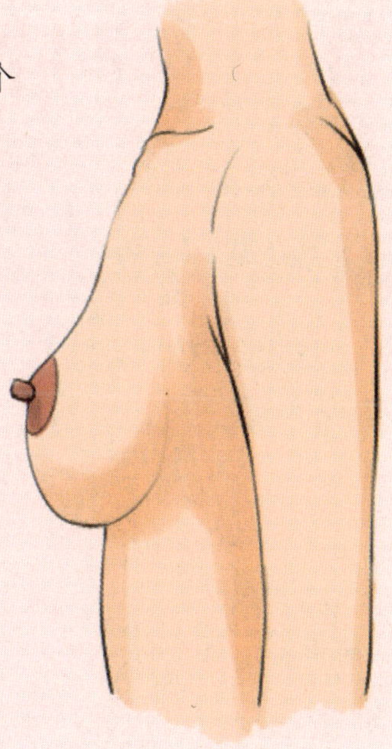

乳头疼痛

一、原因

二、对哺乳的影响

三、哺乳技巧

四、日常养护

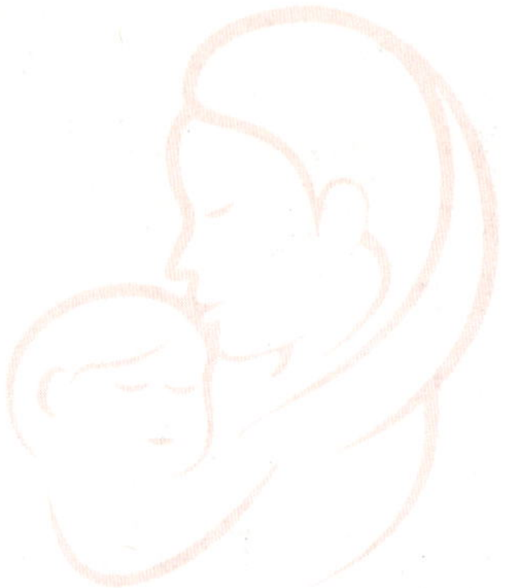

母乳喂养的妈妈们大都经历过乳头疼痛，程度不同的疼痛对妈妈的身体和心理都是一种煎熬，很多妈妈咬牙坚持母乳喂养，还有一些则因难以忍受疼痛而不得不给宝宝断奶。乳头疼痛究竟是什么原因导致的呢？

一、原因

我们总结了容易导致哺乳期乳头疼痛的几个主要原因，列举如下：

1 初次哺乳

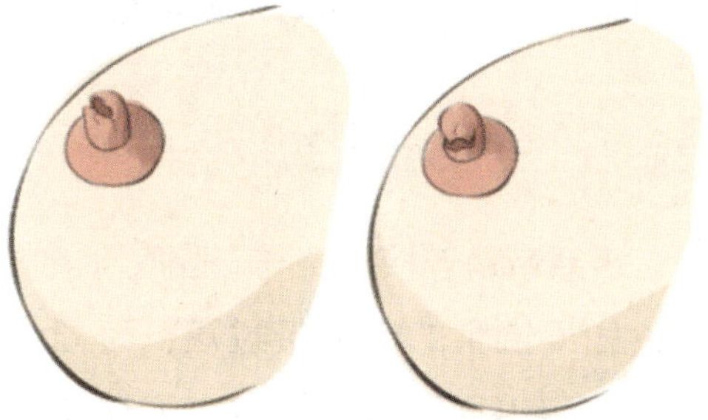

在乳头解剖结构的介绍中，我们已经了解到，乳头和乳晕的感觉神经分布很广，且皮肤较薄弱，容易损伤。初为人母的妈妈们第一次哺乳自己的宝宝时，常因宝宝有力的吸吮刺激而出现乳头部位明显的不适感，甚至疼痛。尤其当宝宝与妈妈的姿势不协调时，这种疼痛感会更加剧烈。

2 乳头皲裂

不正确的哺乳姿势使得宝宝无法完成有效吸吮，因为宝宝的舌头只含住了妈妈的乳头，而没有含住乳晕，导致宝宝用力吸吮时不断地把乳头吸进吐出，造成乳头皮肤与宝宝口腔反复摩擦，最终导致妈妈乳头破裂、出血、疼痛。

3 真菌感染

在整个哺乳过程中，乳头有灼热、刺痛感，有时可扩散至后背、肩膀，疼痛甚至可以持续到哺乳结束。这时，妈妈们还会发现乳头红肿，表面有白色凝乳状物，而在宝宝的口腔中也能看到凝乳状白色膜状物。那么，基本可以确定这是由真菌感染导致的乳头疼痛。

4 雷诺现象

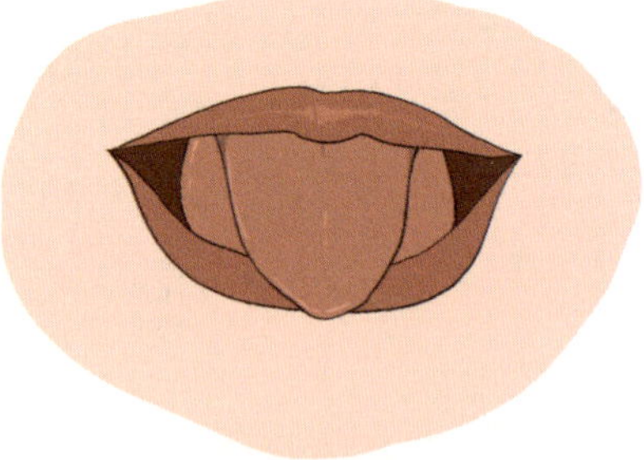

哺乳时，有的妈妈乳头会出现疼痛或烧灼感，甚至会感到一阵疼痛直抵乳房深处，乳头变成白色，而结束哺乳后过一会儿，乳头颜色又可恢复原样，这就是乳头的雷诺现象，是因为外界温度比宝宝口腔温度低，宝宝离开乳房后血管因受冷刺激而痉挛导致的。

5 宝宝舌系带过短

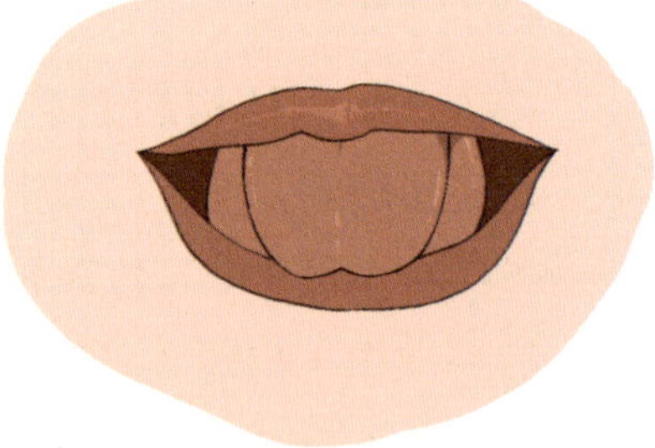

舌系带是连接舌头与口腔底部的一层系膜，如果宝宝的舌系带过短，可能会造成吸吮乳房出现困难，使宝宝无法吃到足够的母乳。而妈妈则因宝宝仅吸吮乳头前端，而无法充分吸吮乳头及乳晕而感到乳头疼痛。

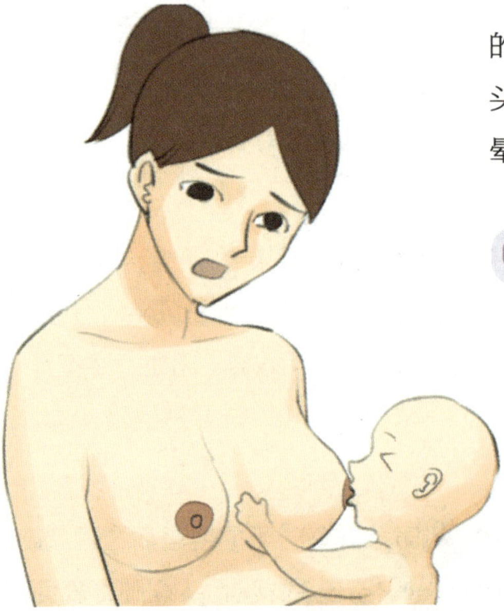

6 宝宝出牙期咬、摩乳头

出牙期的宝宝会出现牙床肿胀的症状，为了舒缓这种肿痛感，宝宝往往喜欢咬东西，这时，妈妈的乳头就成了最佳的选择。因宝宝拖、拽、咬、摩乳头而导致的乳头破溃、疼痛是非常常见的。

7 乳头湿疹

哺乳期在乳头、乳晕等部位出现暗红色皮肤红斑、丘疹、丘疱疹，伴有瘙痒、糜烂、渗出、裂隙、疼痛等表现，叫做乳头湿疹，其与精神紧张、经常使用肥皂清洁乳头、乳头局部经常蓄积乳汁或汗液、长期穿着紧身胸罩或使用防溢乳垫导致局部透气性差，以及宝宝吸吮对乳头产生物理刺激等有关。

8 吸奶器使用方法不当

吸奶器是哺乳期的妈妈常备的辅助工具，当宝宝无法直接吸吮妈妈的乳房，或妈妈长时间外出时，可以用吸奶器将乳汁排出来。但是，如果使用吸奶器方法不当，比如吸奶器吸力过大或吸引时间过长，就容易导致乳头损伤，表现为乳头疼痛、起水泡等。

二、对哺乳的影响

乳头是乳汁排泄的通道，要想顺利完成哺乳，必须要保证乳头的形态及功能良好。当各种原因导致乳头破损、疼痛时，妈妈们往往在哺乳时要承受巨大的痛苦和心理压力，甚至会拒绝哺乳。此外，因真菌感染导致的乳头疼痛，还会在哺乳过程中传染给宝宝，使母子同患疾病。

三、哺乳技巧

乳头疼痛最好的治疗方式就是预防，而最佳的预防方式就是吃好第一口奶，从哺乳第一天起就让宝宝正确地吸吮乳房。

四、日常养护

1 使用正确姿势哺乳

乳头部位聚集着非常多的神经末梢，其感觉灵敏，易受刺激，所以宝宝吸吮乳头会给妈妈造成疼痛不适感。这时，调整哺乳姿势至妈妈和宝宝都感觉舒适的位置，让宝宝口唇充分含住乳头、乳晕，从而完成有效吸吮，能够有效缓解妈妈的疼痛症状。对于疼痛剧烈的妈妈，可以用“少量多次”的哺乳方式，即缩短每一次哺乳时间，并适当增加哺乳次数，给乳头一个慢慢适应的过程。随着乳头对吸吮刺激的耐受性提高，妈妈会渐渐感觉乳头不再像之前那样疼得剧烈，这时就可以逐渐延长每次哺乳时间，有规律地哺乳。这其实就是一个提高“痛阈”的过程。

小贴士

各种能引起疼痛的刺激，在其刺激强度非常微弱时，并不令人感到疼痛，而当刺激达到一定强度时才感到疼痛。所谓“痛阈”，就是指引起疼痛的最低刺激量。比如一个水瓶子标注的容量是500毫升，500毫升就是瓶子能盛装水的最大容量，超过这个数量，瓶中的水就会溢出，所以，500毫升就是引起瓶中水外溢的最低“阈值”。人的痛阈有个体差异，同一个人的身体不同部位痛阈也不同。

2 穿着纯棉、宽松的胸罩

胸罩过紧，或胸罩面料为化纤等质地时，衣服会与乳头反复摩擦，加重乳头疼痛的症状。所以，我们建议哺乳期的妈妈要穿纯棉、宽松的胸罩，使用防溢乳垫时也尽量选择全棉质地的，并及时更换，保持乳头部位干爽。

怎样选择合适的胸罩呢？可以从以下 2 个方面去选择：

（1）型号

根据胸围、乳峰高度、双侧乳头间距 3 个数据选择胸罩型号。

胸围——沿双侧乳房下缘，双侧肩胛骨下角围一圈的长度。

乳峰高度——乳房根部至乳头的距离。

双侧乳头间距——两侧乳头之间的水平距离。

由于目前市面上的胸罩可能没有全部标明以上 3 个数据，所以可随身携带小皮尺，方便测量挑选。

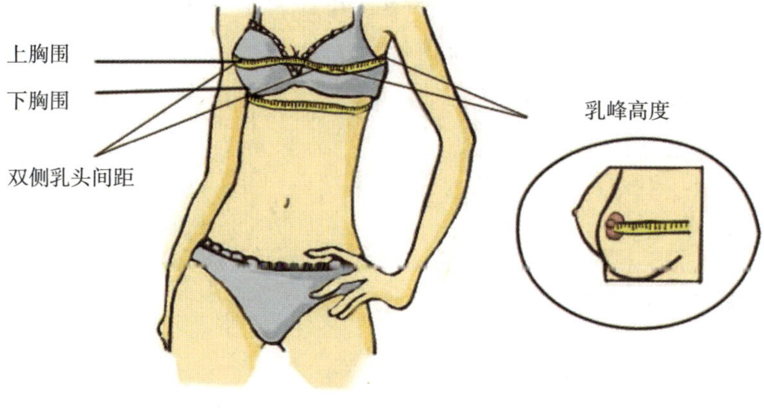

（2）质地

最好是棉质的，因为棉布柔软、吸汗、透气性好。不要选择尼龙化纤制品，尤其是直接贴身穿着，不仅吸湿性、透气性差，而且其掉落的细小纤维还可引起乳腺管口堵塞，这在“妈妈篇”《乳汁淤积、急性乳腺炎》一书中有详细介绍。

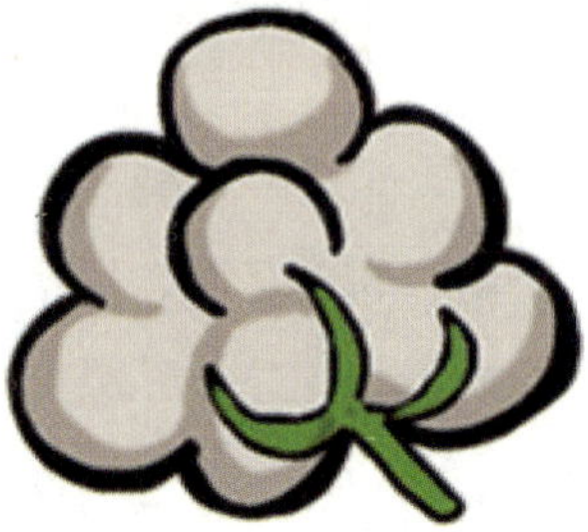

总之，合适的胸罩有以下特点：

①对乳房无压迫，并覆盖乳房所有外沿。

②肩带有弹性，不会太紧或太松。

③凸出部分间距适中，不过远或过近。

④纯棉材质，保持干净卫生。

通常，我会建议我的病人们贴身穿着中老年纯棉吊带打底背心，最好是前开扣，这样既能使用防溢乳垫，又避免了过紧的胸罩挤压乳房，两全其美。目前市面上为哺乳妈妈设计了哺乳胸罩，两侧开窗，也要根据以上两个原则进行挑选。

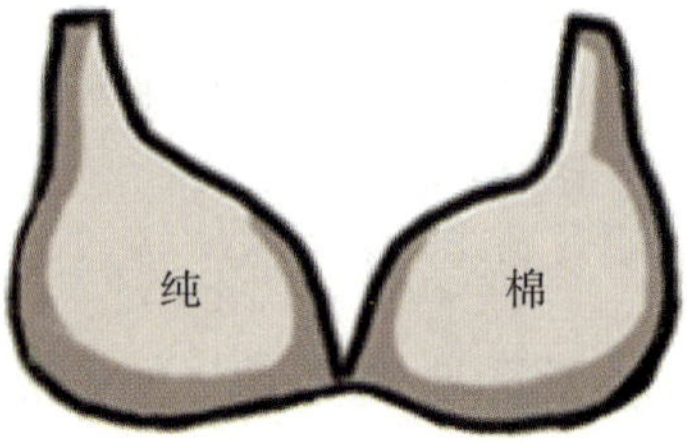

小贴士

松紧适宜、质地舒适、不带钢托的胸罩，既能支托乳房，使乳管保持通畅，有利于改善乳房的血液循环，又能防止钢托对乳腺管的挤压，避免发生哺乳期乳房疾病。可以使乳房形状变得越来越美，乳腺越来越健康。

3 避免肥皂刺激

母乳喂养从来都不是无菌的，正常情况下，乳头并不需要经常清洗，更不需要使用肥皂等清洁剂，或者酒精之类的消毒物品。我们知道，乳头周围的“蒙哥马利腺”能分泌具有保护皮肤、润滑乳头及宝宝口唇作用的物质，使用肥皂、酒精等物品，会洗掉这些保护性油脂，使乳头、乳晕容易干燥、皲裂。另外，过于洁净的乳头，会让宝宝缺少接触细菌、建立消化道正常菌群的机会，对宝宝的生长发育是不利的。所以，只要乳房没有肉眼可见的污物，就没有必要过度清洁。

4 避免宝宝长牙咬乳头

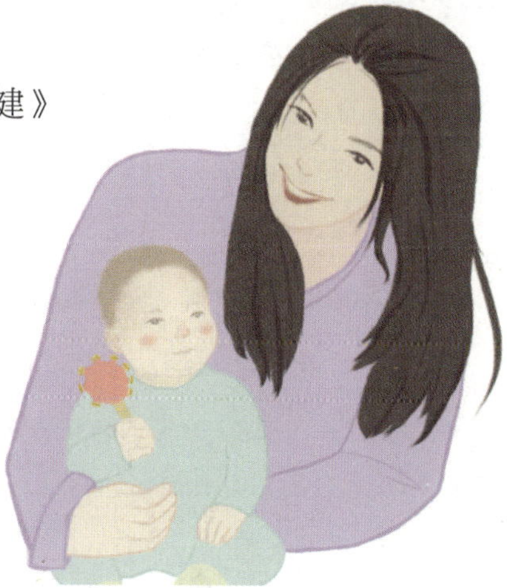

在“宝宝篇”《婴儿生长发育与按摩保健》一书中，我们讲过，宝宝一般会在4月龄后开始长牙，这时，宝宝的牙床会肿胀，为缓解这种肿痛不适，宝宝会在吃奶时啃、咬妈妈的乳头，轻则造成妈妈乳头疼痛，重者会使乳头皮肤破损、皲裂。该怎样应对宝宝长牙后啃咬乳头的问题呢？

首先，要营造一个安静的哺乳环境。随着宝宝月龄增大，他们越来越容易被各种各样的声音、画面所吸引，并喜欢探索丰富多彩的世界。当宝宝在吃奶时听到或看到新奇的声音或物品，可能会猛地转头，使乳头被拉扯，导致妈妈乳头损伤、疼痛。

在安静的环境里哺乳，可以有效避免外界环境对宝宝的影响，但是，妈妈们仍要保持警觉，除了及时纠正宝宝不正确的吸吮姿势外，还要防备宝宝突然啃、咬乳头。尤其是在宝宝吃得半饱时，若发现宝宝不再专注吸吮，而是边吃边玩，或略微松开口唇向乳头方向滑动，妈妈就要当心了，可以通过改变宝宝的姿势，或把手指放进宝宝口中，以避免乳头被咬。

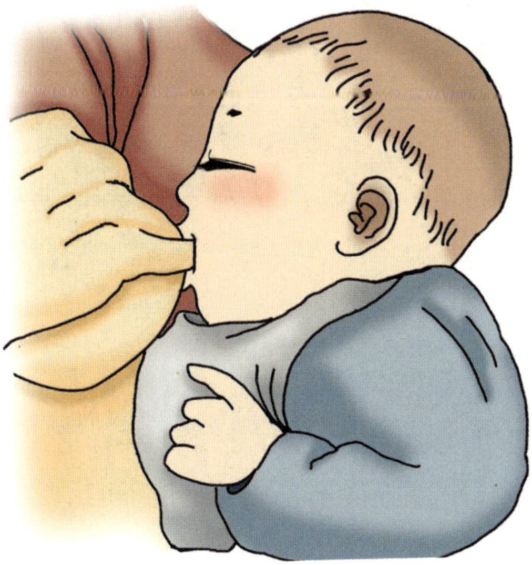

很多时候，宝宝是为了舒缓长牙期间牙床肿痛不适，才会咬妈妈乳头的，这种情况下，妈妈们可以给宝宝准

备牙咬胶，也可以用柔软的纱布包裹在自己的手指上，蘸上温水，像刷牙一样擦拭宝宝的牙龈。

小贴士

牙咬胶是为刚长牙宝宝磨牙用的物品，可以缓解宝宝因长牙而牙龈发痒、肿痛不适，避免养成吃手、咬物品等不良习惯。牙咬胶分硬型和软型，有很多的形状和颜色。

当宝宝真的咬了妈妈乳头之后，妈妈可以给宝宝适度的惩罚，比如暂停喂奶，或用手指堵住宝宝鼻孔迫其张口，用严肃的口气告诉宝宝这样做是错误的，等等。

小贴士

很多妈妈认为，宝宝这么小，根本听不懂妈妈的训斥。但是，在“宝宝篇”《婴儿生长发育与按摩保健》一书中我们可以了解到，宝宝一出生即具有触觉、嗅觉、味觉、听觉等感知觉，能用哭来表达情感、生理需求及心理欲望，宝宝能对爸爸妈妈们不同的语音、语调做出不同的反应，能分辨赞许与批评，所以，妈妈用语言制止宝宝不正确的动作，只要重复几次，宝宝都是可以记住的。

5 正确使用吸奶器

通过前面对各种乳头异常问题的介绍，我们发现，很多乳头异常，尤其是乳头疼痛都与使用吸奶器有关。什么是吸奶器？吸奶器能不能用？怎样正确使用吸奶器？

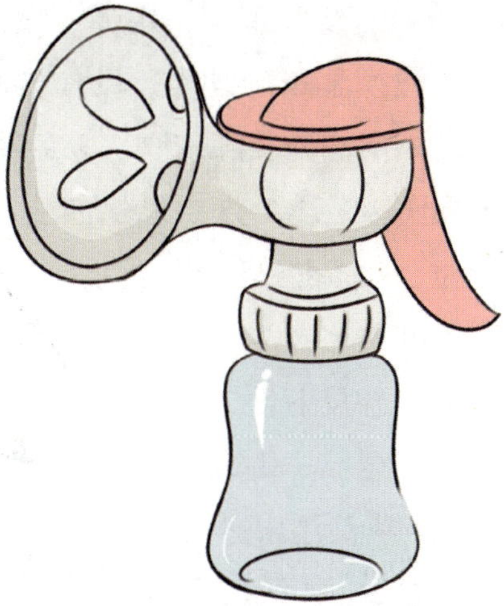

吸奶器是指用于挤出积聚在乳腺里的母乳的工具。一般用于宝宝无法直接吮吸母乳，或是妈妈因乳头异常不能直接授乳，以及妈妈长时间外出或恢复工作后仍然希望母乳喂养的情况。

小贴士

建议有条件的妈妈进行全母乳喂养，即不只是用自己的乳汁哺育宝宝，还让宝宝通过直接含接乳头完成吸乳过程。吸奶器只是特殊情况下的辅助工具，不可本末倒置。

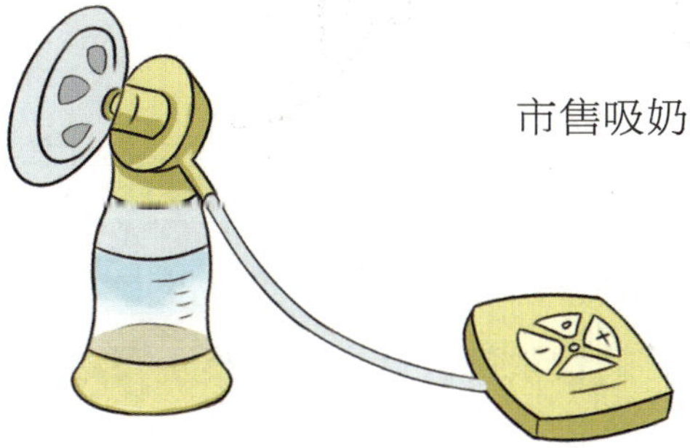

市售吸奶器主要有手动型和电动型两种。手动型又分按压式、简易橡皮球吸式和针筒式。电动型分可刺激奶阵和不可刺激奶阵，还分单泵和双泵。

使用吸奶器可以参照下面的步骤：

（1）放松乳房

吸奶前，妈妈们可以对乳房进行热敷和按摩，以促使乳腺扩张，为乳汁的顺利流出做准备。按摩方法可参考“妈妈篇”《乳汁淤积、急性乳腺炎》

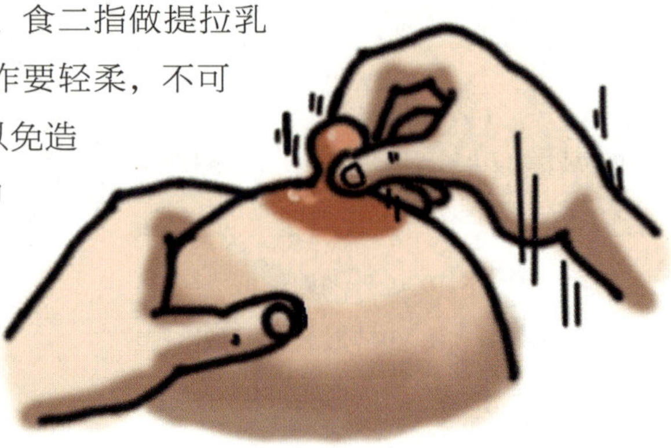

一书中的按摩调理，用拇、食二指做提拉乳头、触摸乳晕的动作，动作要轻柔，不可以用指甲掐乳头部皮肤，以免造成损伤。经过 1 分钟左右的提拉、触摸操作，乳头开始变硬、挺立，可以看到乳腺反射性分泌乳汁，甚至另一侧乳头也能见到乳汁溢出。

然后，妈妈双手呈“C”形对握乳房，五指柔和用力自乳房根部向乳头方向平推，使乳汁自乳头溢出。

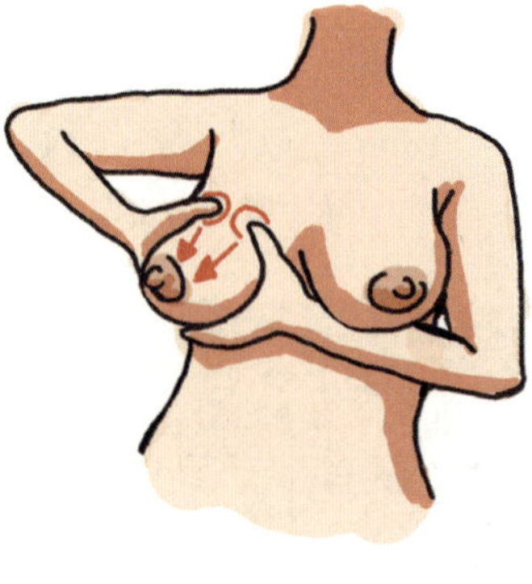

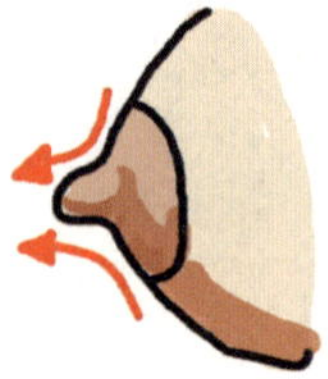

此时，妈妈可以想象着宝宝可爱的模样，或者听听宝宝的哭声，或者看看宝宝的照片或录像，视觉或听觉的刺激都会让大脑中枢下发泌乳的指令。

小贴士

对于刚刚分娩后的妈妈，为了尽快下奶，可以在让宝宝早吸吮、勤吸吮的同时，配合使用吸奶器刺激乳房。

（2）操作方法

妈妈们可以选择自己感到舒适的体位，并确保吸奶器各零部件安装正确。使用时，将吸奶器的乳杯罩在乳房上，使乳头正对乳杯的正中位置，并确保乳杯与乳房紧密贴合。

打开电源开关，或用手慢慢捏挤吸奶器手柄，开始吸奶。需要注意的是，吸奶要缓慢、柔和地开始，逐渐加大吸力和频率，由慢到快，以妈妈感觉舒适为原则。使用手动吸奶器时，乳杯和乳头通道要稍微向下倾斜一些，这样才能使母乳自然地流入奶瓶里。使用吸奶器时间一般在 8 分钟左右，整个过程控制在 20 分钟以内，不宜过长。当感觉到乳头疼痛或者吸不出奶的时候，应立即停止使用吸奶器。

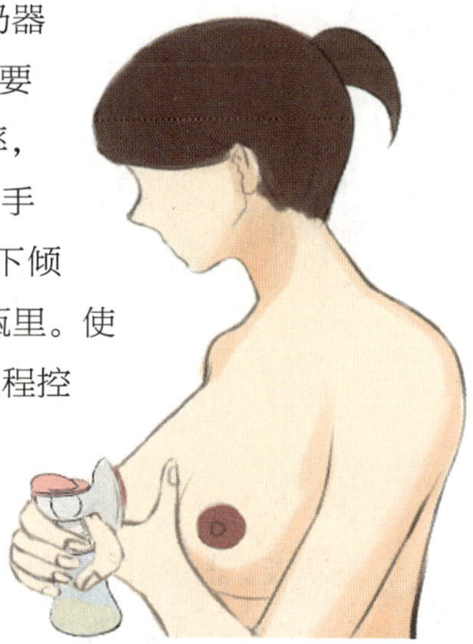

（3）清洗物品

吸奶完毕，吸出的乳汁可以用储奶袋盛装，并放进冰箱冷冻或冷藏。妈妈可用温水毛巾擦拭乳房，保持乳房、乳头清洁与干燥，还可以涂抹羊毛脂软膏等，保护乳头、乳晕部位的皮肤。吸奶器乳杯、奶嘴、奶瓶等零部件要进行清洗、消毒，消毒可以使用开水煮沸的方式。

小贴士

妈妈们使用吸奶器吸奶时，要尽量选择育婴室、哺乳间，或者茶水间、休息室等相对洁净的环境，避免在洗手间、污物间等区域吸奶，这些环境中细菌较多，若细菌进入乳汁，大量增殖，可能会经口传播疾病，影响宝宝身体健康。

吸奶器品牌众多，妈妈们该如何选购呢？我们建议从以下几个方面考虑，选择适合自己的吸奶器：

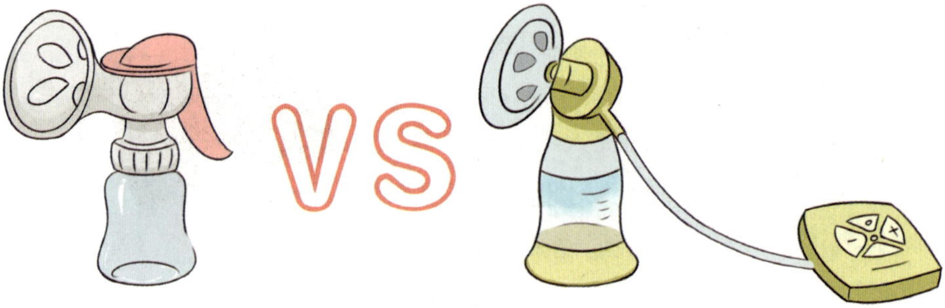

①电动吸奶器省力、快捷、轻松，但需要连接电源，当使用环境没有电源时，电动吸奶器就难以发挥作用。而手动吸奶器则不受环境制约，随处可用，只是挤压手柄的确是个费劲的工作，而且手动吸奶器往往没有电动吸奶器的多种工作模式，只是单纯吸引，所以吸奶的效果可能会差一些。所以，如条件允许，带有蓄电功能的电动吸奶器是更好的选择。

②选择合适的尺寸。吸奶器的尺寸要根据乳头直径选择，乳杯的喇叭口要刚好能容纳乳头，还留有少许缝隙，尺寸过大、过小都不利于乳汁顺利进入奶瓶。

③吸奶器零部件可更换。对于上班后仍然坚持母乳喂养的“背奶妈妈”们，吸奶器的使用频率还是很高的，吸奶器的乳杯、奶嘴、奶瓶等零部件也需要经常清洗消毒，在高温消毒的过程中，这些零部件很容易出现老化现象，需要经常更换。选择零部件可以更换的吸奶器，能避免因零件老化而更换整个吸奶器，能有效避免浪费。

④噪音问题。选择电动吸奶器时，妈妈们还要考虑机器的噪音问题。每天使用噪音巨大的吸奶器，妈妈们必然会烦心不已。

小贴士

如果妈妈上班，需要从工作中挤出时间来吸乳，那么可以选择双泵全自动吸奶器，这样能够同时吸出两侧乳房里的乳汁，节省时间。但如果妈妈只是在偶尔外出时需要吸出一些乳汁，或乳房饱胀时恰逢宝宝不饿，那么只需要一个普通手动吸奶器就可以了。

妈妈们在使用吸奶器时还会有很多错误认知，比如：

①吸奶器吸不出奶，就是没奶了。

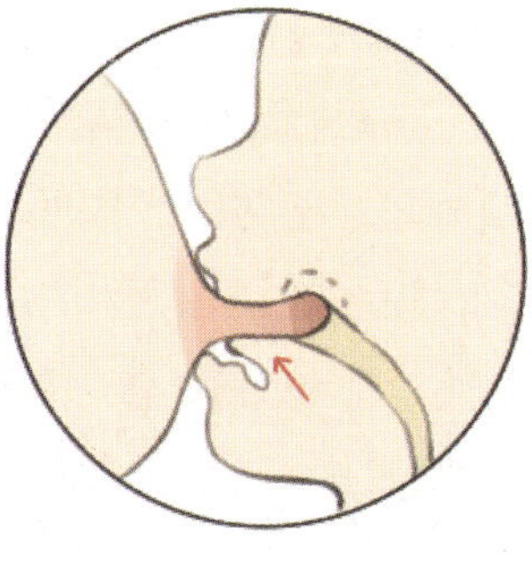

不是的。妈妈的乳房就像一个仓库，乳汁通过乳腺被运送到乳窦，再被挤出或吸出。吸奶器吸不出奶，很多时候是其工作方式造成的。宝宝吸吮乳头时，用口唇含住乳头、乳晕，形成密闭的负压环境，舌头包裹乳头，并向下用力推压，再用口唇吸吮，这是一个“欲擒故纵”“欲取先予”的过程，这也是吸奶器所不具备的功能。因此，有时宝宝能够轻松吸出的乳汁，用吸奶器就难以吸出，这并不是乳房里没有奶了。

②患急性乳腺炎时，不能直接喂养宝宝，要用吸奶器吸奶。

这是错误的。在“妈妈篇”《乳汁淤积、急性乳腺炎》一书中说过，吸奶器是一个只能“锦上添花”，而不能“雪中送炭”的工具，当乳腺导管非常通畅的时候，吸奶器会非常顺畅地吸出乳汁，而当发生乳汁淤积或乳腺炎，乳腺导管发生堵塞，需要外力干预的时候，吸奶器就不能发挥作用了。所以，治疗乳汁淤积和急性乳腺炎时，我们还是要依靠宝宝直接吸吮。

③乳汁太多就要用吸奶器吸空。

这是错误的。乳房是一个“智能器官”，当乳房感知到自己被需求时，它就会加大产量，但是乳房无法分清楚这种“被需求”是被宝宝直接需求，还是妈妈的储存需求，所以，乳汁产量会与宝宝的胃口难以匹配。经常使用吸奶器排空乳汁，乳房泌乳越来越多，会很容易因外力损伤导致乳汁淤积或急性乳腺炎。我们建议妈妈们在感到乳房饱胀的时候，仅排出部分乳汁，至乳房略微松弛即可。若饱胀感不太严重，则不需要额外吸奶。渐渐地，乳房会调节自己的产奶量，最终达到“供需平衡”。

④宝宝夜间连续睡眠时间长，妈妈虽然涨奶了，也要等待宝宝醒来吸吮。

这是不对的。很多妈妈说，大夫让全母乳喂养，尽可能少用或不用吸奶器，那么我要等着宝宝睡醒，让宝宝直接吸吮。但是，有些宝宝夜间一次能睡 4 小时以上，而妈妈 3 个小时左右就能感到乳房饱胀，这时一定不要干等着宝宝睡醒，而要用吸奶器或手法按摩，排出部分乳汁，以免出现乳汁淤积，甚至乳腺炎。

⑤后奶比较有营养，我要把前奶吸出来，让宝宝只吃后奶。

这是不对的。妈妈的乳汁可以分为前奶和后奶，前奶比较稀薄，其中含有较多的蛋白质和水分，而后奶外观颜色较白并相对稠厚，富含有较多脂肪、乳糖、微量元素和营养素，能提供热能，让宝宝感觉吃饱。如果把前奶排掉，只给宝宝吃后奶，就会使宝宝无法获得前奶中的水分，在妈妈又没有给宝宝额外补水的情况下，宝宝就会出现缺水、上火的表现。

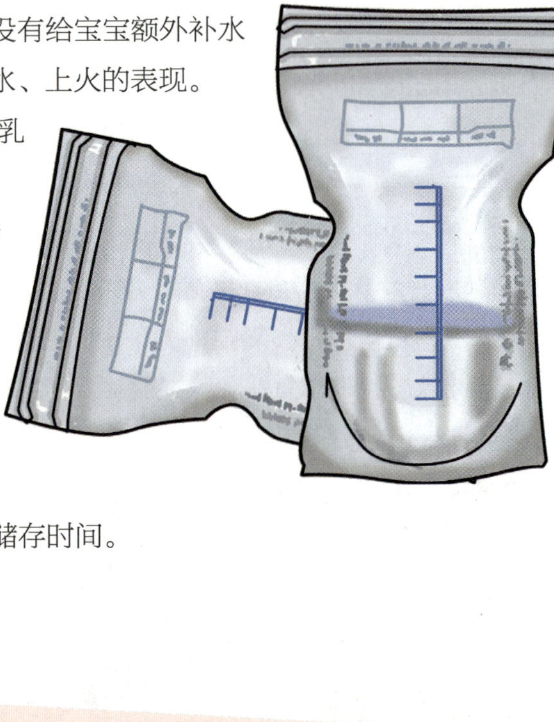

使用吸奶器后，吸出的乳汁该如何保存呢？

抽吸出的乳汁要置于专业储奶袋或瓶内，排尽其中的空气，封闭保存。如果 12 小时内会给宝宝喂奶，可将抽吸出的母乳置于冰箱冷藏室，否则应置于冷冻室内保存，并贴标签记录储存时间。

小贴士

研究表明，4℃冷藏室内，母乳可保存1周左右，但由于我们家庭日常生活中会反复开关冰箱门，导致温度不稳定，冷藏室很难保证维持在4℃水平，所以才建议抽吸出的母乳置于冷藏室内不要超过12小时，以防变质。

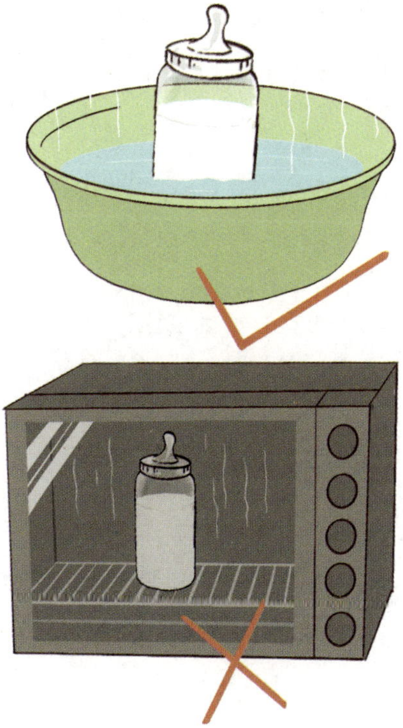

冰箱冷冻室的温度则较恒定，将母乳冷冻3~6个月问题不大。只是解冻母乳时最好有计划。在给宝宝喂养前，要先将储奶袋置于冷藏室内，待其变成液体，再用温水温热。待到温度适宜，再去除储奶袋的封条，将温热后的母乳倒入奶瓶中喂养宝宝。复温冷冻母乳的过程不宜过快，否则会出现层析和腥味，要注意母乳抽吸、保存、复温的整个过程清洁。冷冻母乳只能解冻一次，所以冷冻母乳一个包装单位最好不要太大，在150毫升左右比较合适，且间隔6小时以上挤的乳汁不要放在一起。

小贴士

不要用微波炉解冻或加热母乳。因为微波炉加热，会出现热量的分布不均，很容易烫伤孩子的口唇、舌头。另外，高温加热也会改变乳汁的组成结构，破坏有价值的营养物和抗体。

乳汁的保存环境温度与时间

场所和温度	时间
25℃的房间	4小时
15℃的冰盒内	24小时
4℃冰箱内	1周左右
-5℃~-15℃的冷冻室	3~6月
-20℃低温冷冻	6~12月

小贴士

一般不建议妈妈过量储存乳汁，或者为了未来上班后宝宝仍然有母乳可吃而提前储备。一是要避免乳房大量分泌乳汁，超过当前宝宝需求，否则容易造成乳汁淤积或急性乳腺炎。二是给宝宝购买奶粉时，要按宝宝的月龄买不同阶段的奶粉，因为其中的营养成分有区别。同理，妈妈的乳汁成分也是在不断变化的，是适应宝宝不同月龄身体发育需要的，所以，妈妈们储存产后2月时的母乳，去喂8月龄的宝宝，也是不太合适的。

乳头皲裂

一、原因

二、对哺乳的影响

三、哺乳技巧

四、及时就医

五、日常养护

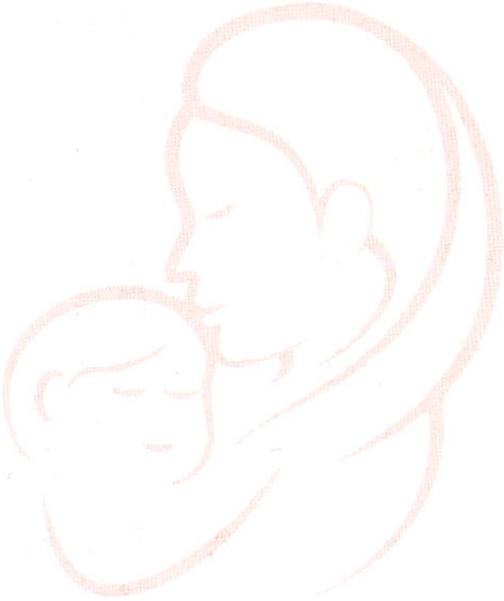

乳头皲裂是哺乳期常见的一种疾病，轻者只是乳头表面出现细小裂口，严重者可有水疱、溃疡，局部渗液或渗血，宝宝吸吮时，乳头部会出现剧烈疼痛，有些妈妈可能因为疼痛剧烈而停止哺乳。乳头皲裂常发生在哺乳的第一周，初产妇多于经产妇，分娩后第 3~7 天为发病高峰期。

一、原因

乳头皲裂的病因为乳头部皮肤的完整性被破坏，哺乳过程、乳头和新生儿等多方面因素共同导致了本病的发生。

哺乳过程对乳头皲裂的影响主要表现为：①哺乳姿势不正确，宝宝身体过分倾斜使乳头被过度牵拉；②哺乳时间过长，乳头长时间处于潮湿、温暖的环境中，皮肤受损，乳头更加敏感、脆弱；③结束哺乳时强行从宝宝口中拔出乳头，造成乳头皮肤破裂；④哺乳前后过度清洁乳头，使乳头表面油脂减少，失去保护乳头部皮肤的作用；⑤过早使用奶瓶喂养宝宝，宝宝学会了不正确的吸吮姿势，舌头与乳头反复摩擦，使乳头受伤；⑥有的妈妈习惯让宝宝只吮吸一侧乳房，也可能导致单侧乳头皲裂。

妈妈的乳头不良状况也是导致乳头皲裂的原因之一，若妈妈乳头内陷、扁平、过小、过短，或乳房肿胀时，宝宝吸吮乳汁就会特别用力，口腔内负压增加，可能会损伤乳头表面皮肤，造成乳头皲裂；漏乳妈妈乳汁外溢，继而导致乳头及周围皮肤被侵蚀，形成糜烂或湿疹，若未及时处理或处理效果不理想，可导致乳头皲裂。

此外，宝宝体重过大，吸吮力度也大，造成乳头损伤的可能性就大。而宝宝因舌系带过短、舌头圆钝，或剧烈哭闹等，会导致吃奶时不能有效含住乳头和乳晕，无法完成有效吸吮，也会使乳头皲裂。

二、对哺乳的影响

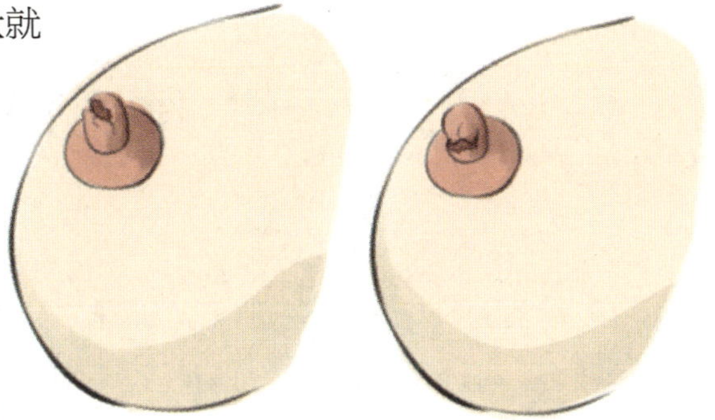

乳头皲裂的主要自觉症状就是乳头疼痛。开始时可见乳头表面出现细小裂口，裂口中有时会有渗血或渗液，渗液干燥后在乳头表面形成结痂。再次哺乳时，痂皮会被宝宝的唾液或流出的乳汁浸泡、变软，并通过摩擦、吸吮而脱落。乳头皲裂严重时，可不仅表现为皮肤破损，还有可能是乳头的开裂，乳头开裂可以是纵向的垂直于乳头表面的开裂，也可以是横向的发生于乳头与乳晕连接处的开裂。我们曾经见过乳头横向开裂的妈妈，乳头基底部约一半的面积都与乳晕分离，妈妈疼痛不已。

小贴士

乳房的血液供应来自肋间动脉的分支和胸内动脉的分支，主要由乳房内动脉和侧胸动脉供应。乳房的淋巴管通向腋下淋巴结。乳房的神经来自第 4、5、6 肋间神经分支，分布于乳头和血管平滑肌的感觉神经纤维和交感神经纤维。乳头和乳晕的感觉神经分布很广，且皮肤较薄弱，容易损伤，因此乳头皲裂时可引起剧痛。

乳头皲裂如果不能得到及时有效的治疗，会对喂养宝宝造成不利影响，这是中断母乳喂养的重要原因之一。同时，乳头皲裂也给妈妈带来了巨大痛苦，严重影响妈妈的身心健康。当细菌通过皲裂的乳头侵入乳房，并生长繁殖，会导致乳房出现红肿、疼痛，甚至体温升高，发生乳房上行性乳腺炎。

三、哺乳技巧

乳头皲裂的妈妈既要完成哺乳过程，又要尽量减轻疼痛，还要促进伤口及早愈合，那么掌握一定的哺乳技巧就非常重要了。妈妈们要勤哺乳，以利于排空乳房，使乳头变软，更利于宝宝吸吮；哺乳时要变换不同的体位，使宝宝的嘴唇在乳晕的不同位置交替用力，从而避免对乳头某一位置的过度刺激；可先用疼痛较轻的一侧乳房哺乳，以减轻宝宝对另一侧乳房的吸吮力，并保证乳头和一部分乳晕都被宝宝含在口中；哺乳后可挤出少量乳汁涂抹在乳头和乳晕上，并晾干，或涂抹羊毛脂软膏；胸罩要尽量宽松、透气，无明显乳汁自行外溢的情况时，尽量不使用防溢乳垫；若乳头疼痛剧烈，可暂时停止直接哺乳，给乳头一个休息的机会。

四、及时就医

患有乳头皲裂的妈妈们要密切注意观察乳头状况，若皲裂一直无好转迹象，甚至不断加重，就要警惕继发感染，这时要及时去医院诊治，避免发生全身症状。

五、日常养护

防治乳头皲裂的主要措施在于积极纠正乳头异常，掌握正确的母乳喂养技巧，并进行适度的日常乳头养护。当发生乳头皲裂时，其治疗原则主要为促进伤口愈合，避免细菌感染。

1 涂抹乳汁

我们认为乳汁有帮助皮肤修复的作用，因此，为防止发生乳头皲裂，或治疗初期轻微的乳头皲裂时，妈妈们可以在每次哺乳后将少量乳汁涂抹在乳头和乳晕上，并晾干，保持乳头干燥。

小贴士

因真菌感染导致乳头皲裂时，妈妈们就不要在乳头上涂抹乳汁了。

2 涂抹香油

我们常用的乳房按摩介质——香油，也可以用来涂抹伤口，但是下次哺乳前要用清水洗净，避免味道过大，宝宝拒绝吸吮。

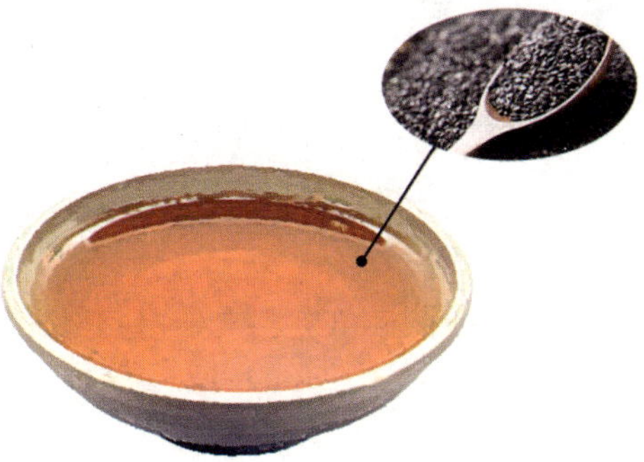

3 涂抹蛋黄油

蛋黄油涂抹乳头是民间流传的有效治疗乳头皲裂的方法。蛋黄油是从鸡蛋的蛋黄中提取的油，又称鸡子鱼、凤凰油，因其含有丰富的维生素 A、D 和卵磷脂等，故对促进皮肤再生和改善代谢有着重要作用。中医认为，蛋黄油能清热润肤、消炎止痛、收敛生肌、保护创面，外涂可以用于治疗乳头皲裂。蛋黄油的制作方法为：取 10 个鸡蛋，洗净、煮熟，去掉蛋壳和蛋白，只留下蛋黄。将蛋黄放入炒锅内，以锅铲压碎，越细越好。开小火，用锅铲连续翻炒蛋黄，使其受热均匀，避免糊锅。大约 10 分钟后，蛋黄会变得焦黄；20 分钟时蛋黄开始冒烟、变黏稠；30 分钟左右，浓烟达到最大，蛋黄会变成黑色，看起来像沥青，此时用锅铲压，会流出蛋黄油。关火后，将蛋黄油倒进瓷碗中，待其冷却，用纱布过滤。使用时，取适量涂抹乳头即可。剩余的蛋黄油可放在冰箱里保存，最长可保存 1~2 年。

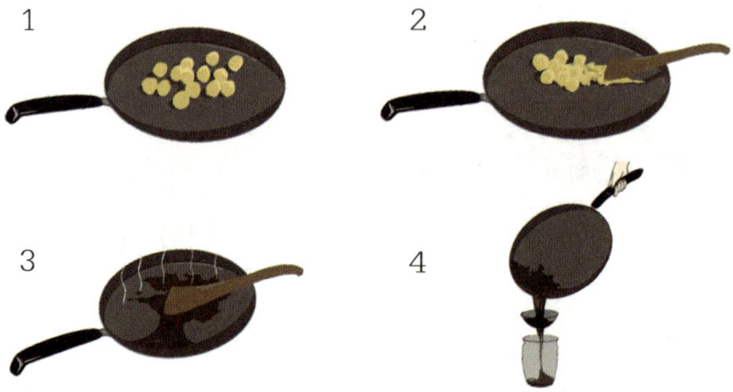

小贴士

蛋黄油对烧伤、烫伤有疗效，可以作为家庭常备用药。

4 盐水擦洗

中医认为，盐能清火解毒，杀虫止痒，常用盐水擦洗皮肤，可使皮肤健康，增加抵抗力，还能止痛。生理盐水就是浓度 0.9% 的氯化钠溶液，因为它的渗透压值和正常人的血浆、组织液都是大致一样的，所以用生理盐水湿敷或浸泡乳头，既能发挥止痛作用，还能促进伤口愈合，减轻组织水肿。

使用生理盐水浸泡或湿敷乳头时，要注意控制时间，避免皲裂的乳头长时间浸泡在水中，加重皮肤损伤。

小贴士

有人担心用盐水洗伤口会导致疼痛，这是多虑了！我们用的不是浓盐水，而是浓度为 0.9% 的生理盐水，它与我们身体内的血液、组织液浓度相同，对伤口几乎无刺激，我们自然也就不会感到疼痛了。

5 涂抹碘伏或药膏

医用碘伏溶液是单质碘与聚乙烯吡咯烷酮的不定型结合物，有广谱杀菌作用，用于乳头皲裂的治疗，可发挥清洁、收敛伤口的作用。碘伏溶液渗入乳汁中的可能性很小，但是为了杜绝这种可能性，我们建议妈妈们再次哺乳前，可以用 75% 医用酒精擦拭脱碘，避免残存的碘伏溶液被宝宝吞入。

乳头皲裂妈妈还可以在医生的指导下使用药物治疗：如用羊毛脂软膏或维生素 E 乳膏，减少皮肤表面的水分散失，并对外界刺激发挥一定的抵御作用；继发细菌感染时，可在患处涂抹莫匹罗星软膏；继发真菌感染时，可以外用制霉菌素等。

6 避免乳房积乳

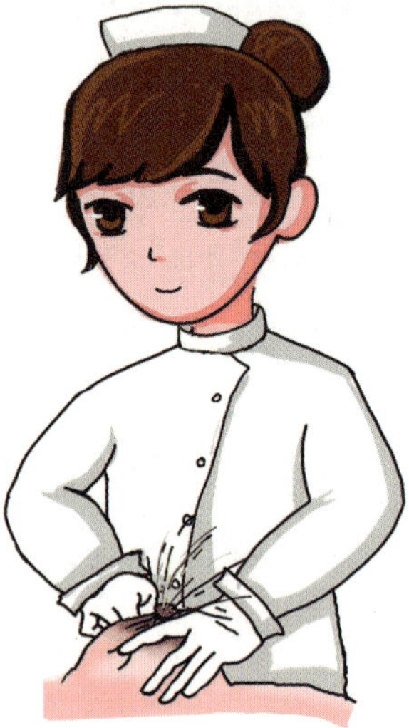

要及时哺乳，避免乳房因积乳而肿胀。如果乳头皲裂严重，需要暂时停止直接授乳，则需要定时用手法挤出或用吸奶器吸出积蓄的乳汁，防止发生乳汁淤积、急性乳腺炎。按摩方法可以参考乳汁淤积的按摩，但是不要再对乳头、乳晕进行按摩刺激，而要重点加强对乳房体的按摩。具体方法为：点按膻中、乳根、中府等上述乳房四周穴位，以疏通乳房周边经络气血，并让妈妈们放松心情，逐步适应按摩手法；然后将香油均匀涂于乳房，操作者以两手手掌大小鱼际及五指柔和用力，从乳房外缘向乳头方向交替推按，可以看到乳汁呈均匀线状喷射，按摩以乳房体变柔软为度。

7 纠正宝宝不正确的吸吮姿势

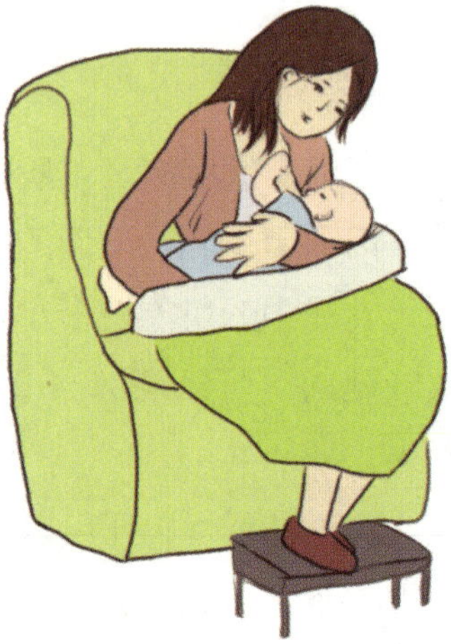

正确的哺乳姿势是：哺乳时，宝宝身体面向妈妈，鼻尖正对乳头，宝宝与妈妈胸贴胸，腹贴腹，宝宝嘴长大，下唇外翻，包裹住部分乳晕。如果宝宝以错误的姿势含接乳房，妈妈们就会感到乳头疼痛，宝宝用力地吸吮，把乳头吸进吐出，还可能造成乳头皮肤与宝宝口腔反复摩擦，导致妈妈乳头破裂，甚至出血。此外，如果妈妈不能给宝宝养成正确的吸吮习惯，宝宝还会在吸吮时啃咬妈妈乳头，尤其是宝宝进入出牙期后，妈妈的乳头就可能经常被咬破。

8 合理使用乳头保护罩

妈妈的乳头内陷、扁平或过小、过短，都会导致宝宝吸吮困难，宝宝为了顺利吸到乳汁，就会更加用力，这时极易造成乳头皲裂、损伤。此时可以使用奶嘴、乳头保护罩等辅助工具。但是，一旦乳头的破损有好转，妈妈能坚持直接授乳，就要尽早停用乳头保护罩，以免宝宝产生乳头错觉，拒绝母乳。

9 热敷

可以适度热敷。热敷本身没有抗菌作用，但是热敷能帮助缓解疼痛，减轻妈妈的痛苦。

10 穿着合适的胸罩

穿棉质、宽松、透气性好的衣物，尤其是胸罩，要避免选择化纤类材质，以免过度摩擦乳头，造成乳头部皮肤损伤。衣物要勤洗勤换，保持清洁卫生，避免发生皲裂部位的细菌感染。

11 清洗乳头

可以使用非抗菌性、无刺激性味道的肥皂轻柔地清洗乳头，但不可用力揉搓，也不要频繁清洗，以乳头、乳晕部位无肉眼可见的污物为度。每次哺乳后，或清洗乳头后，可以在乳头皲裂的部位涂抹一点乳汁，并使其自然风干，或涂抹羊毛脂软膏、维生素 E 软膏等护肤用品。

乳头真菌感染

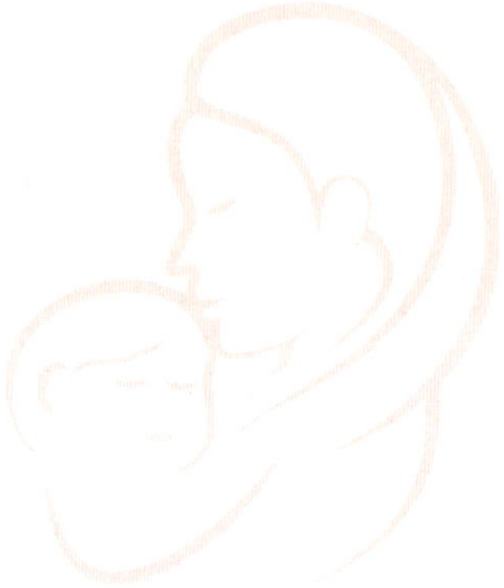

一、原因

二、症状表现

三、对哺乳的影响

四、及时就医

五、日常养护

当妈妈们已经采取了正确的哺乳姿势喂养宝宝，宝宝也按照正确的姿势吸吮乳头时，仍然有些妈妈出现乳头痒、痛的感觉，有时还会在乳头表面见到“白点”，这时，我们需要看看宝宝的口腔，如果在宝宝的口腔黏膜见到凝乳状白色膜状物。那么，基本可以确定这是由真菌感染导致的乳头疼痛，宝宝的口腔真菌感染又称“鹅口疮”。

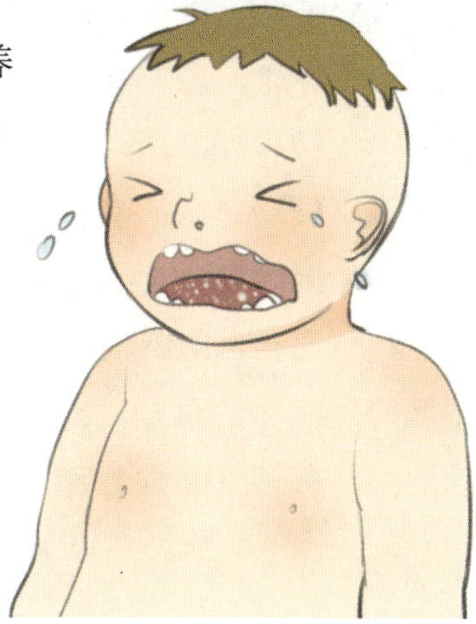

一、原因

乳头念珠菌感染可发生于哺乳期的任何阶段，其发病原因为念珠菌感染。念珠菌是一种真菌，广泛存在于自然环境、生活用品、食品，以及人体皮肤、口腔、胃肠道和阴道等部位。哺乳期的宝宝抵抗力弱，若接触了被念珠菌感染的物品，则极易导致口咽部念珠菌过度增殖，形成鹅口疮。患有鹅口疮的宝宝在吸吮乳头时，又将念珠菌传播至妈妈的乳头，导致乳头念珠菌感染，妈妈出现乳头疼痛等症状。因为妈妈与宝宝之间接触频繁且密切，容易形成反复交叉感染，所以本病需要母子同治。

二、症状表现

乳头疼痛是乳头真菌感染的最明显症状。疼痛主要发生在乳头部位，有时可扩散至后背、颈肩部，疼痛性质可为针刺样或烧灼样，妈妈在整个哺乳过程中都能感到疼痛，甚至哺乳结束后仍然疼痛。

除了疼痛，妈妈们还会发现乳房皮肤颜色改变；乳房及周围皮肤灼热、瘙痒、龟裂、起红疹；乳晕呈红色且看上去光亮，有时有干燥、起皮；乳头红肿、皲裂，表面有白色凝乳状物。同时，在宝宝的口腔中也可见到凝乳状白色膜状物，宝宝烦躁不安、啼哭不已、吸乳困难。

判断乳头真菌感染的方法，是通过相关技术找到乳头表面脱屑、渗液、脓痂等组织中的真菌菌丝。另外还有一种间接判断的方法，也称为“试验性治疗”或“诊断性治疗”法。用抗真菌药物涂擦乳头，如果乳头症状迅速好转，也能判断乳头真菌感染。

三、对哺乳的影响

为保障妈妈和宝宝的身体健康，避免真菌在二者间反复传染，促进疾病尽快治愈，我们建议乳头真菌感染的妈妈停止哺乳，规律用药，直至康复。毫无疑问，哺乳期的妈妈停止哺乳后，短期内极易造成乳汁淤积、乳腺炎，日久则会使乳汁减少，甚至全无。而宝宝没有了妈妈的乳汁，只能吃奶粉等代乳品，而且因为使用了奶瓶、奶嘴，可能会出现乳头错觉，日后也拒绝母乳。

四、及时就医

根据念珠菌感染的部位、严重程度，及妈妈自身免疫力的不同，选择不同的药物、用药方式及疗程，而且妈妈和宝宝要同时接受治疗。具体治疗方案要咨询专科医生。

五、日常养护

（1）适度运动，合理饮食，提高自身抵抗力。中医学认为，正气存内，邪不可干，意思就是当人体正气旺盛时，脏腑功能就会正常，气血便能充盈流畅，身体抵御外邪的能力强大，风、寒、暑、湿、燥、火等外邪难以入侵，痰饮、水湿等内邪也难于形成，因此不会发生疾病。所以，提高妈妈的身体抵抗力，能防止本病发生，或促进本病尽快康复。

（2）保持良好的个人卫生习惯。真菌喜欢生活在温暖、潮湿、黑暗的环境中，当穿着透气性差的胸罩导致乳房局部潮湿，或乳房下垂与上腹部皮肤接触形成密闭空间，或妈妈不经常洗澡，都会给真菌创造舒适的生存环境，使其大量繁殖、致病。

（3）积极治疗乳头皲裂。当乳头出现皮肤破损，就会失去抵抗真菌感染的第一道屏障，所以，积极治疗乳头皲裂，使皮肤完整，对防治本病意义重大。此时，不要用毛巾擦拭乳头部位的“白点”，避免加重皮肤损伤。

（4）避免不恰当使用抗生素。大剂量或者长期应用抗生素，特别是广谱抗生素，会导致人体内菌群失调，容易发生二重感染，进而给疾病的治疗带来很大的麻烦，产生严重的不良后果。

小贴士

广谱抗生素长期使用，使敏感菌受到抑制，不敏感菌（如真菌等）趁机在体内繁殖生长，造成二重感染，又称菌群交替症。合并应用肾上腺皮质激素、抗代谢或抗肿瘤药物更易引发二重感染。

（5）外用抗真菌类药物治疗时，每隔 2 小时左右在乳头局部涂抹一次药物，若 2 周后仍未见好转，建议去皮肤科就诊。

乳头“白点”

一、原因

二、症状表现

三、对哺乳的影响

四、哺乳技巧

五、按摩调理

六、日常养护

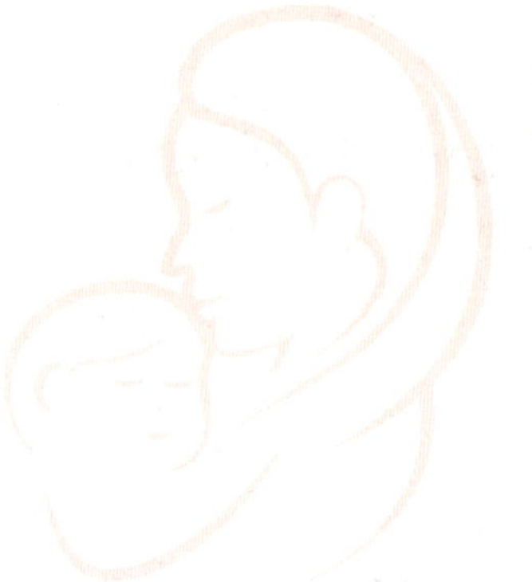

哺乳期间，很多妈妈会在乳头表面看到“白点”，有时这个“白点”还反复出现，该部位有可能会疼痛，其对应的乳腺管也可能会触及包块。那么，乳头“白点”是怎么形成的？该怎么处理呢？

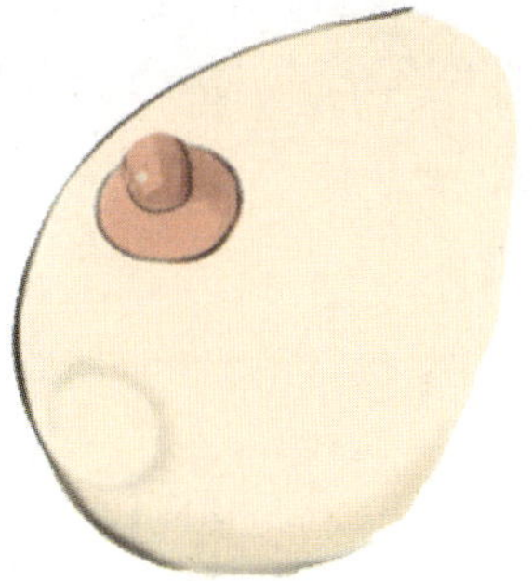

一、原因

形成乳头“白点”的原因有很多，比如妈妈乳汁淤积、没有正确使用吸奶器以及宝宝吸吮姿势错误等。

在“妈妈篇”《乳汁淤积、急性乳腺炎》一书中，我们介绍过很多容易导致乳汁淤积的原因，比如妈妈过度进食肥甘油腻的食物；饮水量少或饮水方式错误；睡眠不足；情绪焦虑；没有在产后尽早哺乳；或哺乳间隔时间过长致乳汁大量蓄积在乳房内；或宝宝不能正确含接乳头、乳晕，无法有效吸空乳房等，这些因素都会使乳汁黏稠，流出困难，当未能及时排出的乳汁堵塞在乳头开口处时，就形成了乳头“白点”。这种“白点”如果没有被及时干预，还有可能会引发急性乳腺炎。

使用吸奶器时，若设定的吸力过大，或持续使用时间过长，就会导致过度吸奶，使乳腺管壁细胞脱落，并与乳汁里的脂肪结合，形成白色的小颗粒，堵塞乳头。

宝宝吃奶时，若只含住了乳头部分，就很容易导致妈妈的乳头破损和皲裂，久而久之便会形成“白点”。因宝宝频繁吸吮或吸吮姿势不当导致的乳头“白点”，有时会表现为口腔溃疡那样的黏膜破损，边界不清，像火山口一样。

二、症状表现

乳头表面出现“白点”，是妈妈们能够直接观察到的乳头异常。“白点”可以小如针尖或大如豆粒，或与乳头表面平齐，或略凸出乳头表面，有时也可表现为表皮溃疡内陷。通常，“白点”处没有乳汁流出或流出不畅，其对应的乳房能触及积乳包块。乳头表皮溃疡者，则在创面中心部位可能有乳汁流出。因真菌感染导致的乳头“白点”，还会伴有乳头疼痛。

三、对哺乳的影响

很多乳头“白点”都能够在宝宝吸吮乳头时，借助强大的负压吸力而自行破裂，使乳腺畅通。但是也有很多“白点”比较顽固，或因妈妈采取了错误的处理方式，而越来越严重，甚至导致大半个乳房都受连累。这种情况必然会影响哺乳，有时还会导致妈妈患急性乳腺炎，出现全身症状。

四、哺乳技巧

因为很多乳头“白点”都是由宝宝吸吮姿势不正确导致的，所以，妈妈们要积极纠正宝宝的吸吮姿势，以避免或减轻损伤。宝宝吸吮妈妈的乳房，必须将乳头和大部分乳晕含在口中，舌头呈勺状，包绕到乳晕上。另外，要勤哺乳，让吸破“白点”的速度超过形成“白点”的速度，以维持胜利果实。

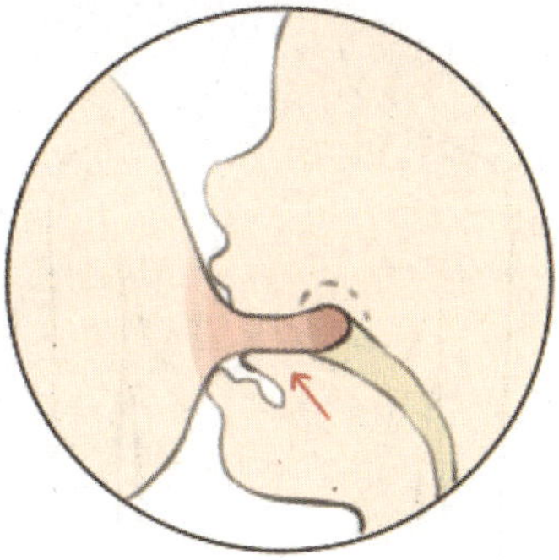

五、按摩调理

采用治疗乳汁淤积和乳腺炎的按摩方法，通过挤出“白点”相对应的乳腺管中的乳汁，利用乳汁的冲刷作用，将“白点”击破。

1 按摩常用穴位

除了本书乳头内陷或扁平部分介绍的膻中、乳中、乳根、合谷、肩井等穴外，治疗乳头“白点”时，我们还经常会用到中府、中脘、足三里、三阴交、太冲、膈俞、肝俞、脾俞、肾俞、天宗等穴。

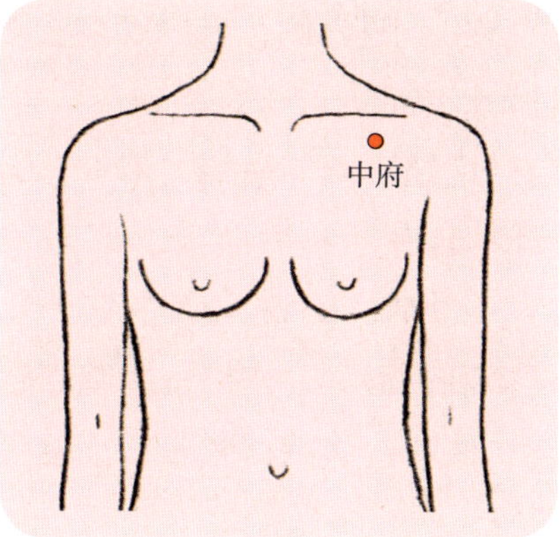

中　府

所属经络：手太阴肺经。

定位：在胸前壁的外上方，云门下1寸，平第1肋间隙，距前正中线6寸。

主治：咳嗽，气喘，胸痛，肩背痛等。

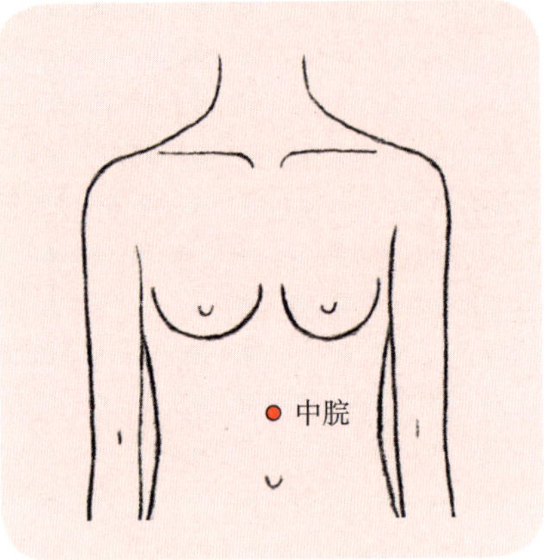

中　脘

所属经络： 任脉。

定位： 在上腹部，前正中线上，当脐中上4寸。

主治： 胃痛，呕吐，吞酸，腹胀，消化不良，泄泻，黄疸，咳喘痰多，癫痫，失眠等。

足三里

所属经络： 足阳明胃经。

定位： 在小腿前外侧，当犊鼻穴下3寸，距胫骨前缘1横指（中指）。

主治： 胃痛，呕吐，噎膈，腹胀，腹痛，肠鸣，消化不良，泄泻，便秘，痢疾，虚劳羸瘦，咳嗽气喘，心悸气短，头晕，失眠，癫狂，膝痛，下肢痿痹，脚气，水肿，乳痈等。

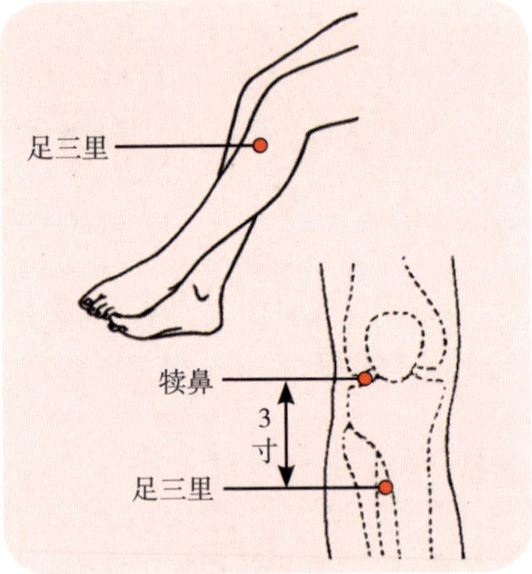

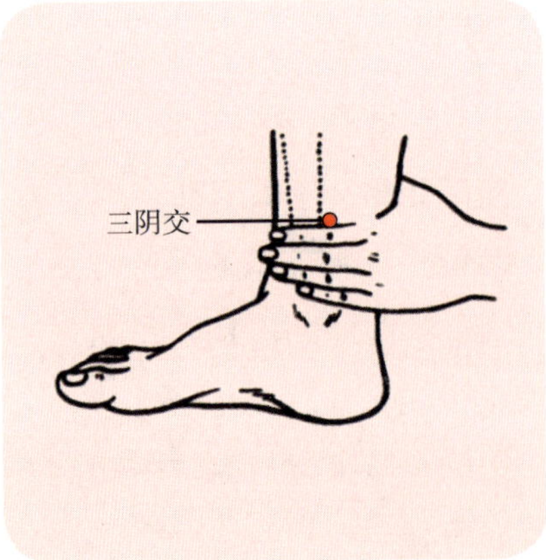

三阴交

所属经络： 足太阴脾经。

定位： 在小腿内侧，当内踝尖上3寸，胫骨内侧缘后方。

主治： 月经不调，崩漏，带下，阴挺，经闭，难产，产后血晕，恶露不尽，不孕，遗精，阳痿，阴茎痛，疝气，小便不利，遗尿，水肿，肠鸣，腹胀，泄泻，便秘，失眠，眩晕，下肢痿痹，脚气等。

太　冲

所属经络：足厥阴肝经。

定位：在足背侧，当第一跖骨间隙的后方内陷处。

主治：头痛，眩晕，目赤肿痛，口眼㖞斜，咽喉肿痛，耳鸣耳聋，月经不调，崩漏，疝气，遗尿，癫痫，小儿惊风，中风，胁痛，郁闷，急躁易怒，下肢痿痹等。

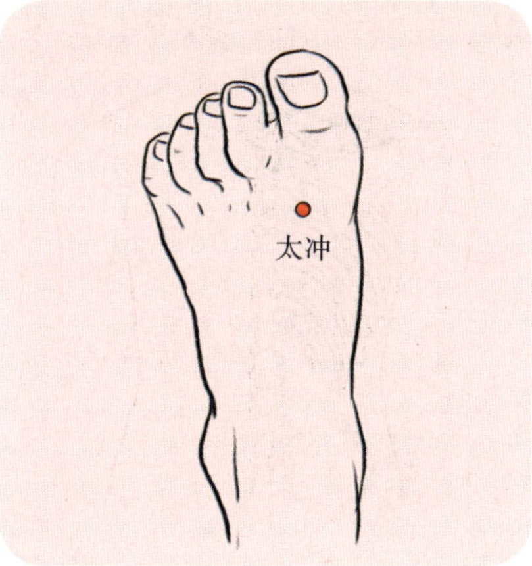

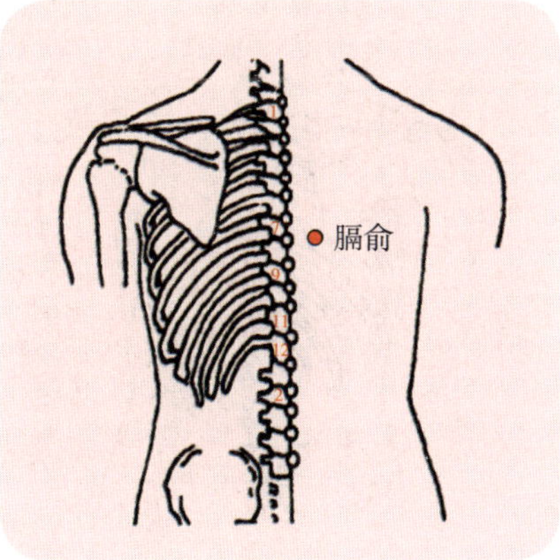

膈　俞

所属经络：足太阳膀胱经。

定位：在背部，当第 7 胸椎棘突下，后正中线旁开 1.5 寸处。

主治：胃脘痛，呕吐，呃逆，饮食不下，便血，咳嗽，气喘，吐血，潮热，盗汗，瘾疹等。

肝　俞

所属经络：足太阳膀胱经。

定位：在背部，当第 9 胸椎棘突下，旁开 1.5 寸。

主治：黄疸，胁痛，脊背痛，目赤，目视不明，夜盲，吐血，衄血，眩晕，癫狂痫等。

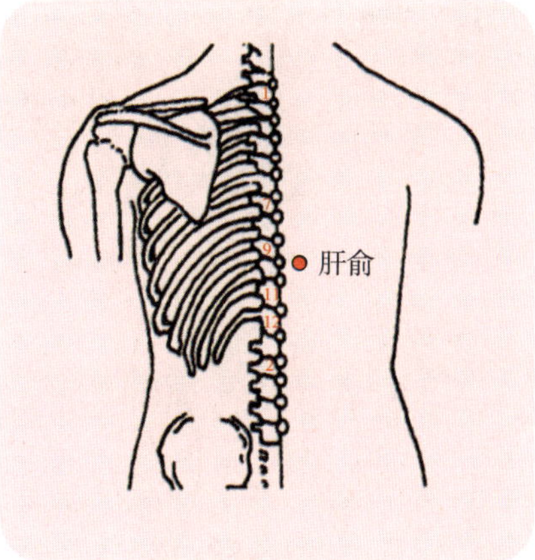

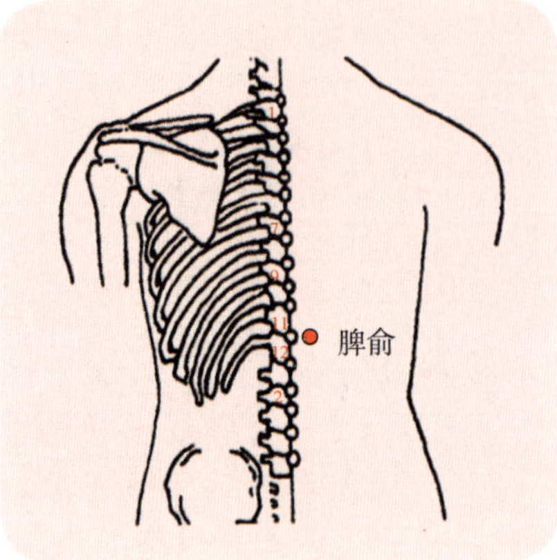

脾　俞

所属经络：足太阳膀胱经。

定位：在背部，当第 11 胸椎棘突下，旁开 1.5 寸。

主治：腹胀，呕吐，泄泻，痢疾，便血，纳呆，消化不良，水肿，黄疸，背痛等。

肾　俞

所属经络：足太阳膀胱经。

定位：在腰部，当第 2 腰椎棘突下，旁开 1.5 寸。

主治：遗精，阳痿，月经不调，带下，遗尿，小便不利，水肿，耳鸣，耳聋，气喘，腰痛等。

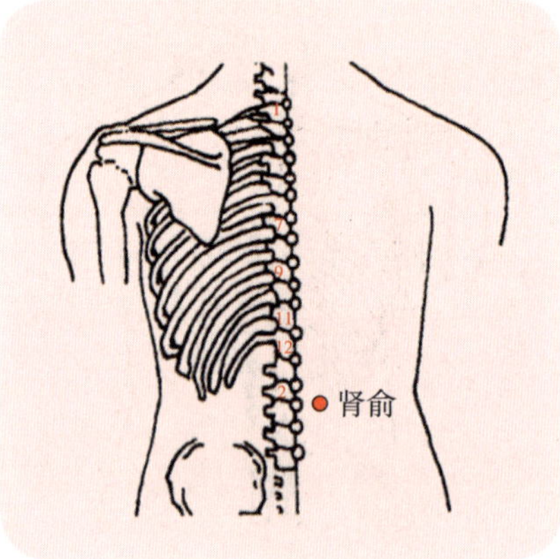

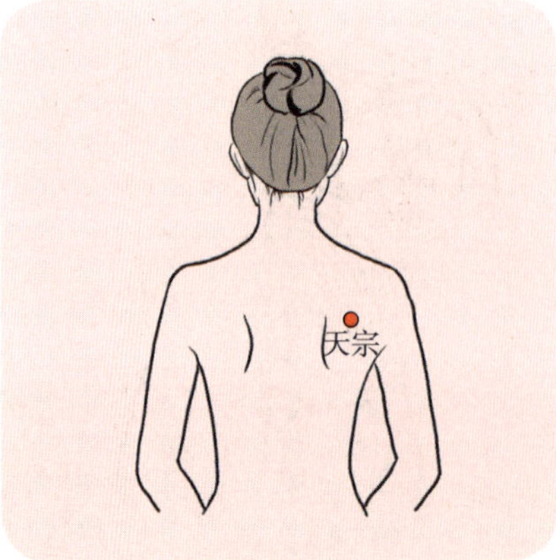

天　宗

所属经络：手太阳小肠经。

定位：在肩胛部，当冈下窝中央内陷处，与第 4 胸椎相平。

主治：肩胛疼痛，气喘，乳痈，乳腺增生等。

2 按摩方法

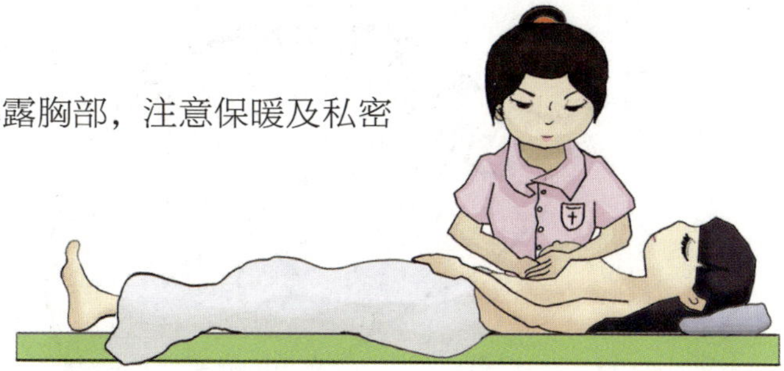

妈妈平卧，充分暴露胸部，注意保暖及私密性。操作者要注意修剪指甲，不要佩戴首饰，以免划伤乳房皮肤。操作者坐于妈妈的患侧乳房旁。

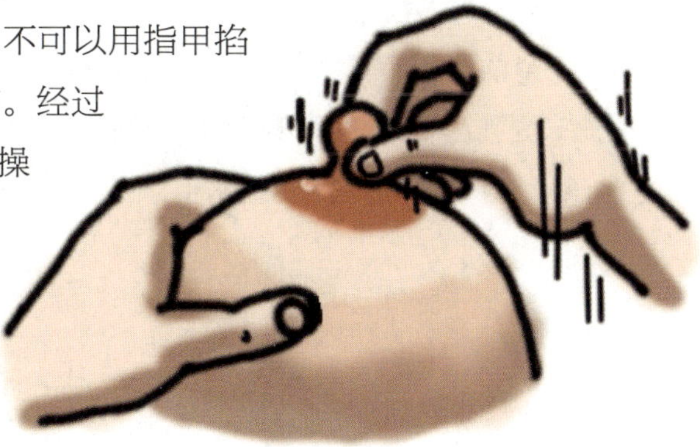

操作者用拇、食二指做提拉乳头、触摸乳晕的动作，动作要轻柔，不可以用指甲掐乳头部皮肤，以免造成损伤。经过1分钟左右的提拉、触摸操作，乳头开始变硬、挺立，可以看到乳腺反射性分泌乳汁，甚至另一侧乳头也能见到乳汁溢出。

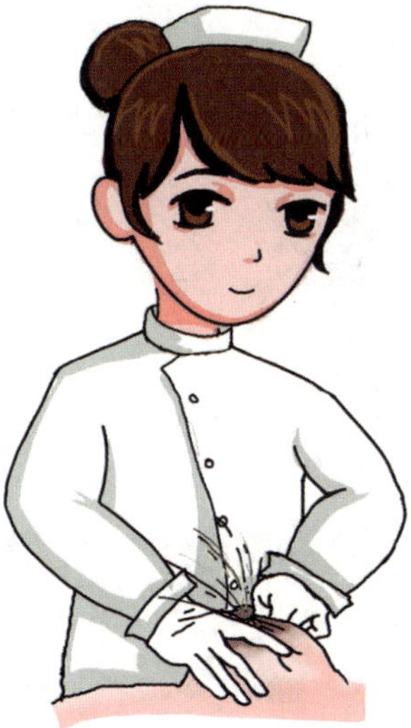

点按膻中、乳根、中府等乳房四周穴位，以疏通乳房周边经络气血，然后将香油均匀涂于乳房，操作者以两手手掌大小鱼际及五指柔和用力，从乳房外缘向乳头方向交替推按，至有乳汁呈均匀线状喷射出为止。

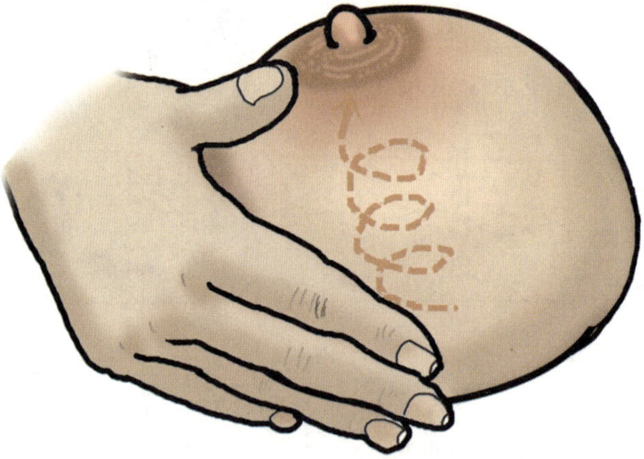

当在乳房内触及硬块时，要用大小鱼际及五指用力，着重对硬块部位施行揉、拿、振荡方法。在按摩一侧乳房时，另一侧可以见到乳汁溢出乳头。

最后，依次点按合谷、中脘、足三里、三阴交、太冲、膈俞、肝俞、脾俞、肾俞、天宗、肩井等穴，以调理气机，健脾益气。

一般单侧乳房治疗时间 20~30 分钟，治疗前可以用特定电磁波治疗仪（TDP）照射 10~15 分钟，或温水毛巾热敷，效果会更好。

六、日常养护

（1）掌握哺乳技巧，勤哺乳。通过纠正宝宝的衔乳姿势，使宝宝能含住乳头和大部分乳晕，并增加哺乳的频率，乳头上的“小白点”或“白泡”可能就被宝宝吸破了，堵塞的乳管立刻就会通畅，会有大量乳汁从乳头部喷涌而出，乳房包块也会随之消失。

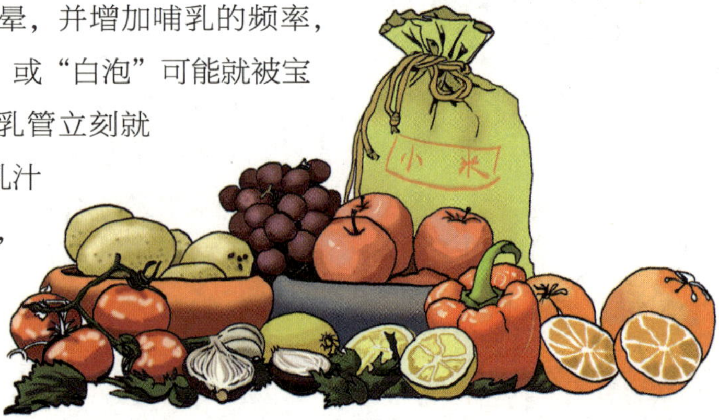

（2）妈妈要清淡饮食，勤喝水。许多乳头“白点”是因妈妈的乳汁过于黏稠，流动性差，而聚积在乳腺管中，堵塞乳腺管和乳头导致的。这一类型的妈妈多喜欢吃肥腻、煎炸、辛辣食物。

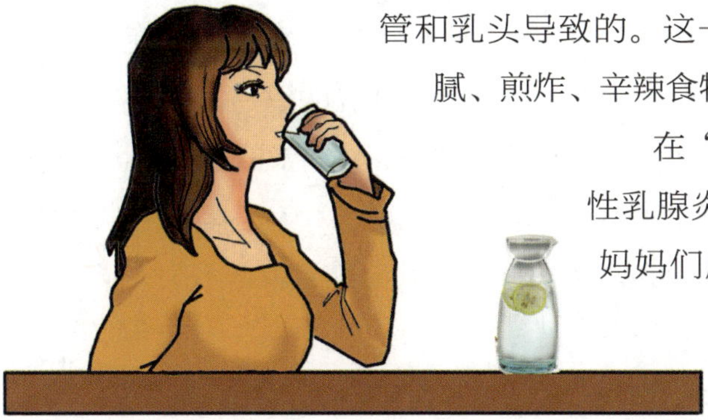

在“妈妈篇”《乳汁淤积、急性乳腺炎》一书中，我们也讲过，妈妈们应该清淡饮食，少量多次饮温开水，以增强乳汁流动性，减轻宝宝吸吮阻力。

（3）哺乳前，可以用温水浸湿毛巾后湿敷乳头。温水毛巾湿敷，可以起到促进局部血液循环、软化乳头的作用，湿敷后，宝宝更容易吃破“小白点”或“白泡”。需要注意的是，水温不要太高，一般每次敷5~10分钟即可。

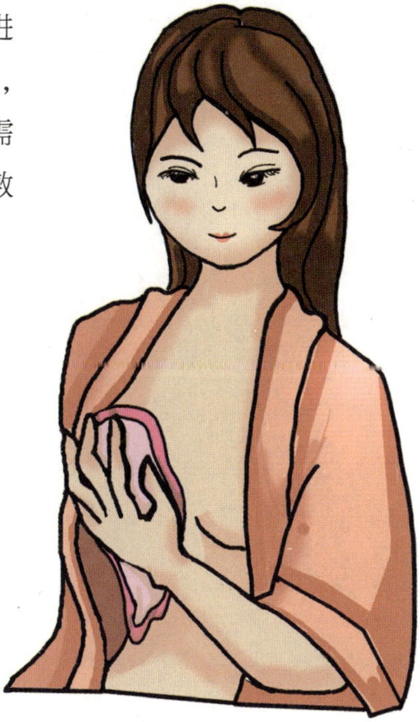

（4）不推荐使用吸奶器，若使用时吸力也不宜大。在乳腺管通畅度不太好的时候，吸奶器很难顺利吸出大量乳汁。为了吸出更多的乳汁，妈妈们常常会增大吸奶器的吸力，但往往不能增加乳汁量，反而使乳头因承受过大的负压吸引而出现“白点”或“白泡”，有时还可能出现水泡覆盖整个乳头表面，导致哺乳困难，乳头疼痛。有些“白点”或“白泡”甚至会在与吸奶器的反复接触、摩擦中发展为皲裂。

（5）若需挑破乳头“白点”，需请医生操作。很多妈妈喜欢用针挑破乳头上的“小白点”，对于因乳汁过于黏稠而堵塞乳孔的妈妈，用针挑破“白点”后，乳汁会大量涌出，症状立刻缓解，这一办法我在临床也经常使用。但我们不建议妈妈在家中自行操作，一是无法做到所用工具无菌，二是无法保证操作过程无菌。若因挑刺导致乳头出血、感染，就得不偿失了。

小贴士

在门诊，医生常用一次性使用无菌针灸针刺破“白点”。操作时，一手拇、食指固定乳头，另一手持针灸针快速刺破“白点”。在这一过程中，妈妈基本没有疼痛的感觉，也不会出血。

乳头雷诺现象

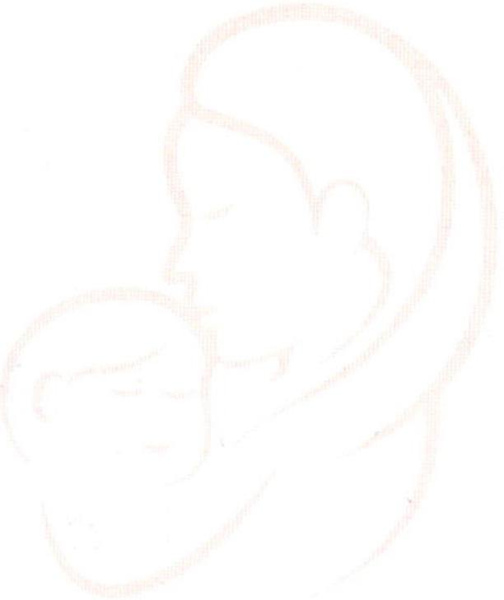

有些妈妈在哺乳后发现自己乳头颜色发白，过一会儿又变红或变紫，同时，乳房像针扎一样疼痛，疼痛可持续半个小时甚至更长时间。很多时候，她们被诊断为乳头真菌感染，但服用一段时间抗真菌药物后，症状并不缓解。其实这种乳头疼痛伴有颜色改变，叫做哺乳期乳头雷诺现象。有一部分妈妈在出现乳头雷诺现象前曾发生过乳头真菌感染。

一、原因

雷诺现象是指寒冷刺激、情绪激动以及某些疾病、药物诱发的血管神经功能紊乱，导致肢端动脉阵发性痉挛、血流暂时减少或中断，随后扩张充血的特征性病变。多发生在四肢末端，表现为皮肤颜色间歇性苍白、发绀和潮红的变化，伴疼痛和感觉异常。乳头雷诺现象的根本原因就是血管痉挛导致乳头部位无法得到血液供应，可能是因为外界环境温度比宝宝口中的温度低，当宝宝离开乳房时，乳头随即受凉所致。

二、症状表现

乳头由一般正常的颜色，在几分钟内，交替变白、变紫、变红；乳头呈现中度针刺样或烧灼样疼痛，可持续整个哺乳过程；疼痛有时可蔓延至整个乳房；使用抗真菌药物或抗生素治疗无效。一部分有乳头雷诺现象的妈妈同时伴有四肢末端的雷诺现象。

小贴士

慢性乳房深部疼痛可能持续较长时间，约 1/4 的患病妈妈在开始哺乳时疼痛剧烈，约 3/4 的患病妈妈在哺乳前和哺乳后出现针刺或灼烧样疼痛。尤其是在遇冷时发作，还可伴有肢端皮肤颜色改变。

三、对哺乳的影响

乳头雷诺现象的典型表现之一就是乳头疼痛。这一疼痛在哺乳前、中、后均有发生，常可持续数分钟或数小时，而宝宝的吸吮动作会使疼痛加剧，因此妈妈们在哺乳时常常需要承受巨大的痛苦和心理压力，甚至会拒绝哺乳。

四、哺乳技巧

一般认为，宝宝吸吮乳头时动作不当，牙龈反复摩擦、咀嚼乳头是造成乳头雷诺现象的原因之一，所以，妈妈们要给宝宝养成正确的吸吮姿势，宝宝吸吮妈妈的乳房，必须将乳头和大部分乳晕含在口中，舌头呈勺状，包绕到乳晕上。

五、按摩调理

通过按摩，改善乳头局部血液循环，增强乳头对外界环境的适应性，可以减轻乳头雷诺现象。

按摩常用穴位有：乳中、乳根、膻中、合谷、肩井等。

按摩方法可以参考乳头内陷或扁平的按摩方法：

（1）捻转乳头

从乳房两侧向乳头中心用力挤出一些乳汁，用两拇指和食指平行挤压乳头两侧，慢慢地由乳头向两侧外方拉开，继而捻转乳头，使乳头向外凸出。用同样的方法对另一侧乳头做同样的捻转动作。

（2）捏拿乳头

一手托住乳房，另一手拇指与食、中二指相对，

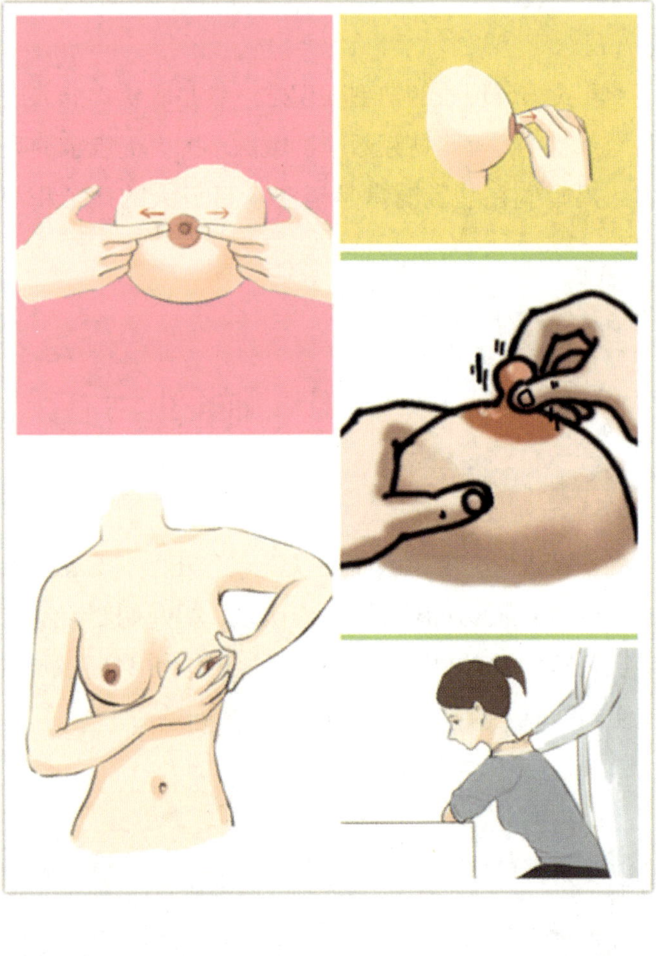

轻轻捏拿乳头约 2 分钟，模拟宝宝对乳头的吸吮。

（3）梳理乳房

一手托住乳房，另一手五指指腹自乳房根部向乳头方向梳理乳房，约 5 分钟。

（4）刺激穴位

用拇指指腹点按膻中、乳中、乳根穴，使乳房局部有酸胀感，每穴刺激约 2 分钟；

用两手拇指与食、中二指相对，按揉肩井穴，并由轻而重的边拿边提拨肩井穴部位的肌肉，持续约 2 分钟，以肩、颈、上背部肌肉放松为度；

用拇指按于合谷穴上，由轻渐重地按揉穴位 10~20 次，以穴位局部有明显的酸胀感为度。

六、日常养护

（1）保持心情愉快、放松。妈妈的情绪抑郁、紧张、焦虑等，是导致雷诺现象的重要原因之一，所以，妈妈们要放松心情，保持愉快、乐观的生活态度，享受哺乳的过程。

（2）注意保暖。过于频繁或剧烈的冷热交替，是导致乳头雷诺现象的一个原因。为减轻冷热交替对血管舒缩的不利影响，妈妈们可以在哺乳前、后热敷乳房、乳头，并注意乳房保暖，不可袒胸露乳，避免乳头温度剧烈变化。

（3）避免摄入咖啡因和具有收缩血管作用的药物。若疼痛剧烈，可以使用止疼药，但需要经医生诊断、开具处方，不可擅自用药。

乳头湿疹

一、原因

二、症状表现

三、对哺乳的影响

四、哺乳技巧

五、及时就医

六、中药调理

七、日常养护

哺乳期在乳头、乳晕等部位出现暗红色皮肤红斑、丘疹、丘疱疹，伴有瘙痒、糜烂、渗出、裂隙、疼痛等表现，叫做乳头湿疹，其与精神紧张、经常使用肥皂清洁乳头、乳头局部经常蓄积乳汁或汗液、长期穿着紧身胸罩或使用防溢乳垫使局部透气性差，以及宝宝吸吮对乳头产生物理刺激等有关。

一、原因

乳头湿疹的发病原因很复杂，是内在因素与外在因素相互作用的结果。

外在因素主要包括气候潮湿、炎热，妈妈所处居室湿热、不能经常通风换气；宝宝吸吮乳头姿势不当使乳头皮肤破损；乳头形态不佳或乳汁自行溢出蓄于乳头部位，致乳头长时间被乳汁浸泡；常使用刺激性强的肥皂清洁乳头、乳房；穿着紧身、化纤材料的胸罩等。

内在因素则主要表现为妈妈分娩后身体虚弱，胃肠功能障碍，而过度进食高脂、高蛋白食物后，出现乳头甚至全身皮肤湿疹。另外，妈妈精神紧张、失眠、过度疲劳，或原本就患有内分泌、代谢性疾病及皮肤病，均可诱发或加重湿疹。

二、症状表现

乳头湿疹，按皮损表现可分为急性、亚急性和慢性 3 种。

（1）急性湿疹

皮疹形态多样，可在乳头、乳晕及周围皮肤红斑基础上出现密集粟粒样小丘疹、丘疱疹或小水疱，可融合成片，边界不清，因瘙痒剧烈而经常搔抓，可致皮损处出现明显点状渗出或糜烂面。

（2）亚急性湿疹

当急性湿疹炎症减轻后，或急性期未及时适当处理，拖延时间较久，可发生亚急性湿疹。此时，乳头红肿、渗出减轻，但仍可见到皮肤丘疹及少量丘疱疹，呈暗红色，可有少许鳞屑，仍瘙痒明显。

（3）慢性湿疹

多由急性、亚急性湿疹反复发作，迁延不愈，演变而成，也可因持续、轻微刺激而一开始就表现为慢性炎症。表现为乳头、乳晕及周围皮肤粗糙、增厚呈苔藓样，颜色暗红色，或有色素沉着，表面可有丘疹、抓痕或鳞屑，瘙痒剧烈。

小贴士

乳头湿疹要注意与乳腺Paget’s病相鉴别。乳腺Paget’s病是一种特殊类型的乳腺癌，其特征性的临床表现为乳头、乳晕皮肤瘙痒、糜烂、破溃、渗液、结痂、脱屑，伴疼痛等湿疹样改变，故又称为乳腺湿疹样癌，可伴有或不伴有乳腺内肿块。其发病年龄较大，以50岁前后多见。活组织检查最具有诊断价值。

三、对哺乳的影响

一般认为，乳头湿疹并不影响哺乳，只要哺乳前后做好乳头清洁工作就可以了。但是，情绪烦躁是诱发湿疹的原因之一，而哺乳期的妈妈若出现乳头湿疹、剧烈瘙痒，加之宝宝不能有效吸吮，往往会烦躁不安，使症状持续不解或恶化。另外，宝宝吸吮乳头时，会对乳头、乳晕产生刺激，使破损的皮肤难以愈合，不利于湿疹康复。此外，使用治疗乳头湿疹的药物期间，不建议哺乳。

四、哺乳技巧

患有乳头湿疹的妈妈在哺乳时，尤其要注意纠正宝宝不正确的吸吮姿势，以免加重乳头皮肤损伤。乳头破溃严重的妈妈，可以配合使用乳头保护罩哺乳。哺乳结束后，妈妈们要注意清洁乳头、乳晕，并涂抹药物。

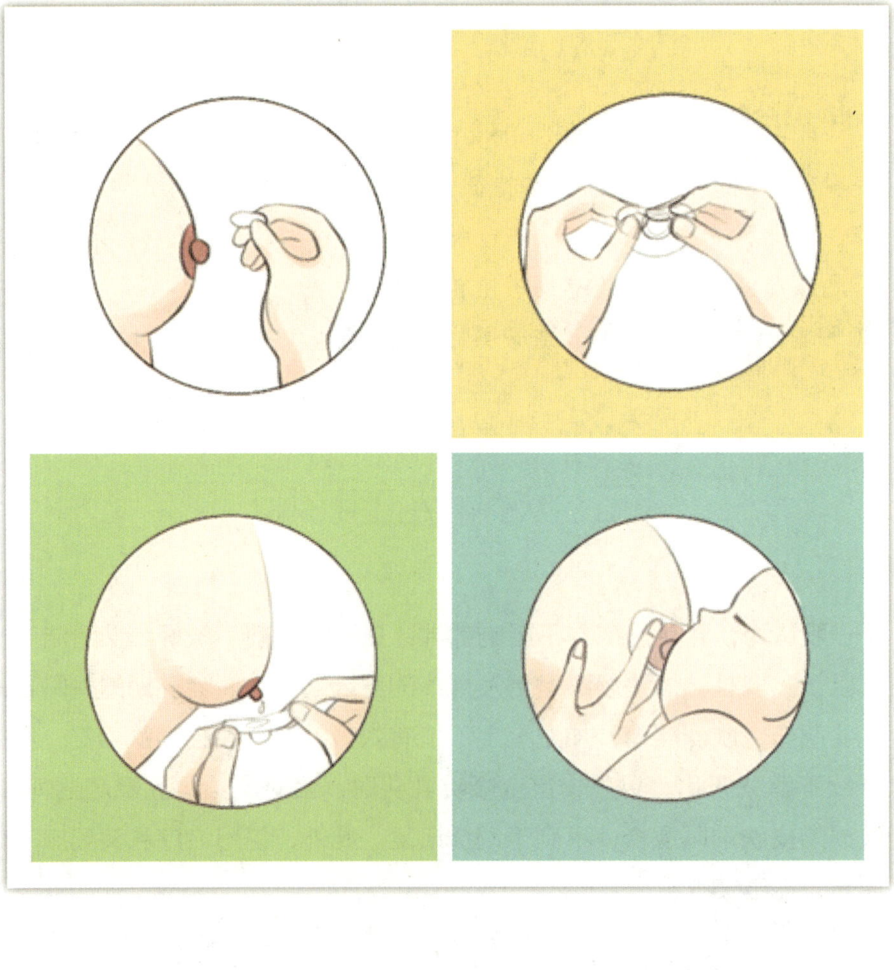

小贴士

乳头保护罩的使用方法可参考乳头内陷或扁平的日常养护部分。

五、及时就医

如出现乳头湿疹的症状，应及时就医，遵医嘱用药。乳头湿疹的治疗，以中、西医药物治疗为主。西药可选用抗组胺类药物以止痒，如苯海拉明、氯雷他定等。对有广泛感染者可配合应用有效的抗生素。维生素B族、维生素C以及调节神经功能的药物亦有帮助。

小贴士

一般不使用糖皮质激素类药物，或只对皮疹广泛、严重的急性患者短时间内冲击治疗。

六、中药调理

中医针对湿疹主要采用清热利湿法，可选用龙胆草、栀子、黄芩、通草、泽泻、车前子、柴胡、当归、生地黄、蒲公英、紫花地丁、金银花、连翘等。亚急性及慢性湿疹则以养血祛风、健脾利湿为原则，可再配合使用苍术、陈皮、厚朴、猪苓、茯苓、白术、肉桂、赤芍、川芎、麦冬、天冬、僵蚕、何首乌、牡丹皮等。

龙胆草

本品为龙胆科多年生草本植物龙胆和三花龙胆或条叶龙胆的根，各地均有分布，以东北产量最大，故习称“关龙胆”，秋冬采挖，晒干，切段，生用。

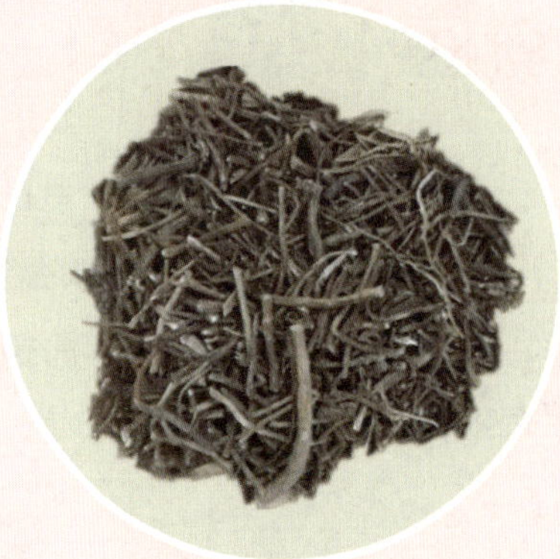

性味：苦，寒。

归经：肝、胆、膀胱经。

功效：清热燥湿，泻肝胆火。

应用：阴肿阴痒，带下湿疹，黄疸尿赤，肝火头痛，目赤耳聋，胁痛口苦，高热惊厥，手足抽搐等。

用法用量：水煎服，3~6克。

栀子

本品为茜草科常绿灌木植物栀子的成熟果实，产于我国长江以南各省，秋冬采收，生用、炒焦或炒炭用。

性味：甘，寒。

归经：心、肝、肺、胃、三焦经。

功效：泻火除烦，清热利湿，凉血解毒，消肿止痛。

应用：热病烦闷，湿热黄疸，血热吐衄，疮疡肿毒，跌打损伤等。

用法用量：水煎服，3~10克。

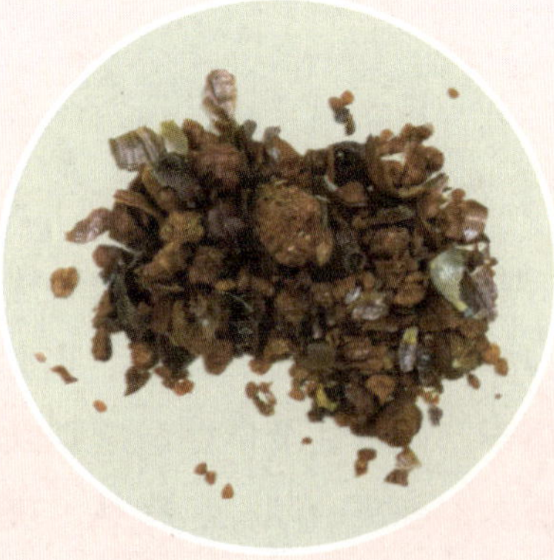

黄　芩

本品为唇形科多年生草本植物黄芩的根，主产于河北、山西、内蒙古、河南及陕西等地，春、秋两季采挖，蒸透或开水润透切片，生用，酒炙或炒炭用。

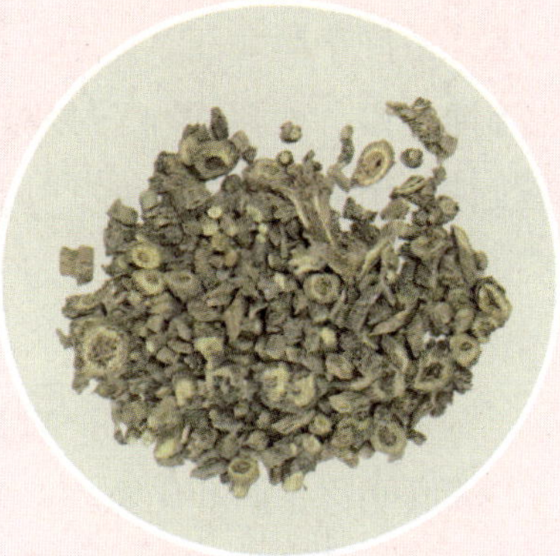

性味：苦，寒。

归经：肺、胃、胆、大肠经。

功效：清热燥湿，泻火解毒，凉血止血，除热安胎。

应用：湿温暑湿，湿热痞闷，黄疸泻痢，肺热咳嗽，热病烦渴，痈肿疮毒，咽喉肿痛，血热吐衄，胎热不安等。

用法用量：水煎服，3~10 克。

通　草

本品为五加科灌木植物通脱木的茎髓，主产于贵州、四川、云南等地，秋季采收，晒干，切片生用。

性味：甘、淡，微寒。

归经：肺、胃经。

功效：清热利湿，通气下乳。

应用：小便不利，淋沥涩痛，产后乳汁不下或不畅等。

用法用量：水煎服，5~10 克。

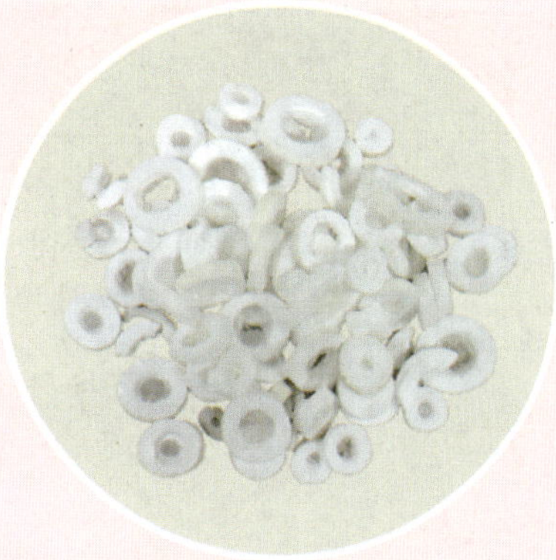

泽　泻

本品为泽泻科多年生沼泽植物泽泻的块茎，主产于福建、四川、江西等地，冬季茎叶开始枯萎时采挖，洗净，用微火烘干，摘去须根及粗皮，以水润透切片，晒干，麸炒或盐水炒用。

性味：甘、淡，寒。

归经：肾、膀胱经。

功效：利水渗湿，泄热。

应用：水肿，小便不利，泄泻，淋浊带下，痰饮等。

用法用量：水煎服，5~10克。

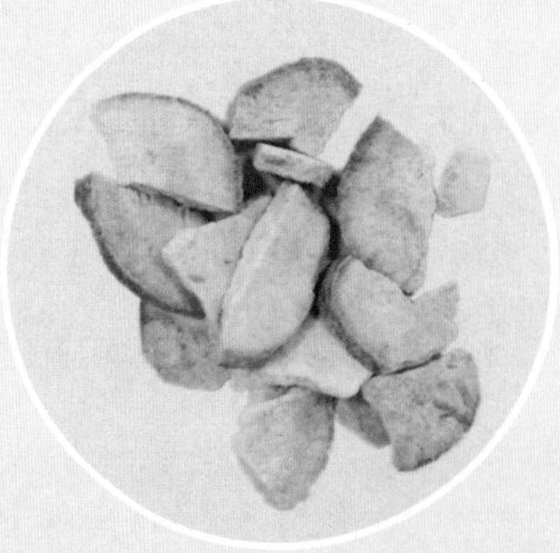

车前子

本品为车前科多年生草本植物车前或平车前的成熟种子，前者分布全国各地，后者分布北方各省，主产于黑龙江、辽宁、河北等地，夏、秋两季种子成熟时采收，生用或盐水炙用。

性味：甘，寒。

归经：肾、肝、肺经。

功效：利尿通淋，渗湿止泻，清肝明目，清肺化痰。

应用：小便淋涩，暑湿泄泻，目赤涩痛，目暗昏花，翳障，痰热咳嗽等。

用法用量：水煎服，10~15克。宜布包。

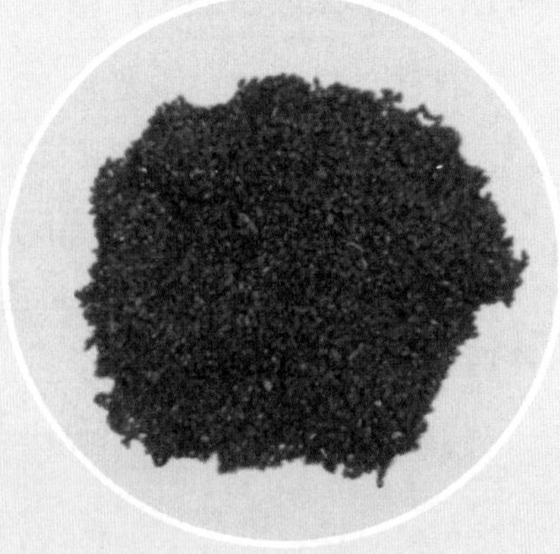

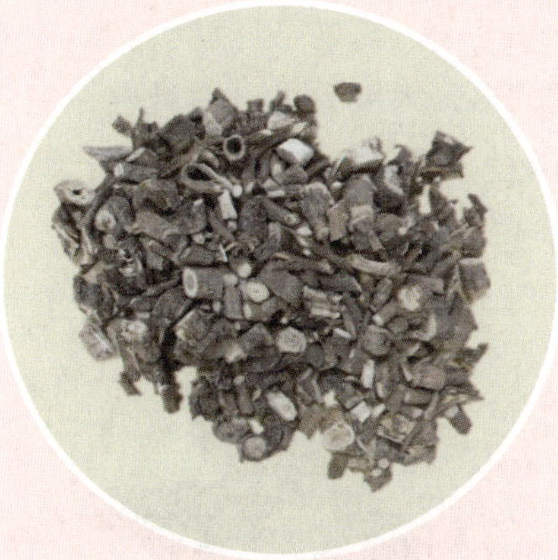

柴　胡

本品为伞形科多年生草本植物柴胡（北柴胡）和狭叶柴胡（南柴胡）的根或全草，前者主产于辽宁、甘肃、河北、河南等地，后者主产于湖北、江苏、四川等地，春、秋两季采挖，晒干，切段，生用或醋炙用。

性味：苦、辛，微寒。

归经：肝、胆经。

功效：疏散退热，疏肝解郁，升阳举陷。

应用：感冒发热，寒热往来，肝郁气滞，月经不调，胸胁疼痛，中气下陷，久泻脱肛，疟疾等。

用法用量：水煎服，3~10克。

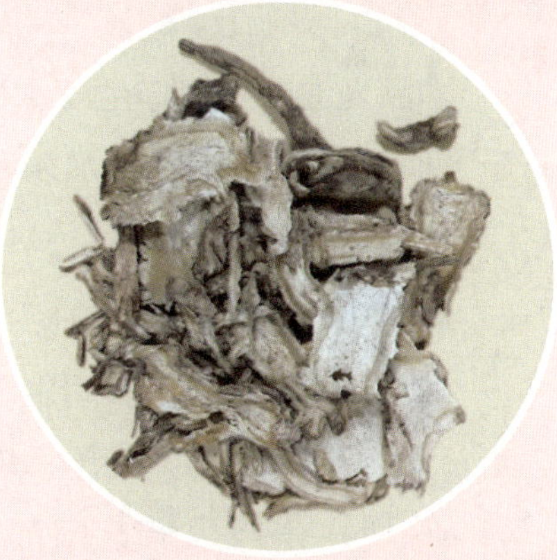

当　归

本品为伞形科多年生草本植物当归的根，主产于甘肃东南部岷县、陕西、四川、云南等地，秋末采挖，除去须根及泥沙，待水分稍蒸发后，捆成小把，上棚，用烟火慢慢熏干，切薄片，或身、尾分别切片，生用或酒炒用。

性味：甘、辛，温。

归经：肝、心、脾经。

功效：补血，活血，调经，止痛，润肠。

应用：面色萎黄，心悸眩晕，月经不调，痛经，经闭，寒凝血瘀，风湿痹阻，痈疽疮疡，血虚肠燥便秘，久咳气喘等。

用法用量：水煎服，5~15克。

生地黄

本品为玄参科多年生草本植物地黄的根，大部分地区有栽培，主产于河南、河北、内蒙古及东北，秋季采挖，鲜用或干燥切片生用。

性味：甘、苦，寒。

归经：心、肝、肺经。

功效：清热凉血，养阴生津。

应用：热入营血，口干舌绛，斑疹吐衄，津伤口渴，内热消渴等。

用法用量：水煎服，10~30克，鲜品用量加倍。

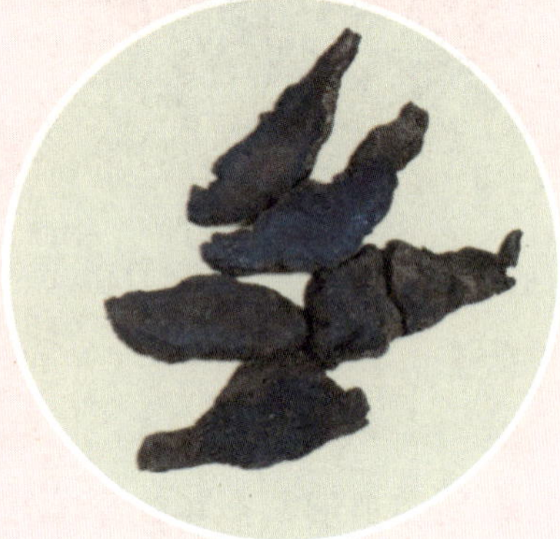

蒲公英

本品为菊科多年生草本植物蒲公英及其多种同属植物的带根全草，全国各地均有分布，夏、秋两季采收，洗净晒干，鲜用或生用。

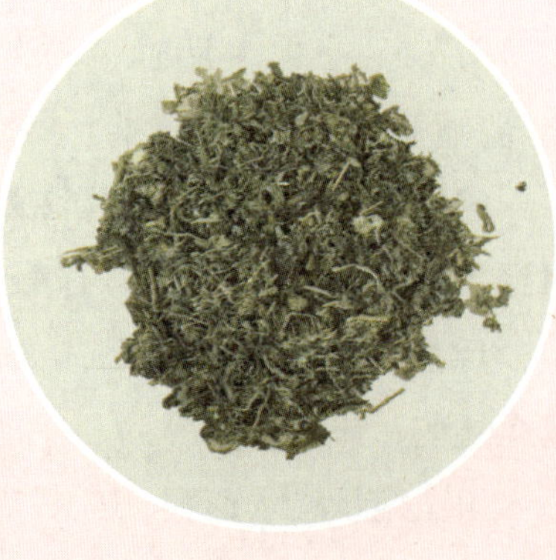

性味：苦、甘，寒。

归经：肝、胃经。

功效：清热解毒，消痈散结，利湿通淋。

应用：痈肿疔毒，乳痈内痈，热淋涩痛，湿热黄疸，目赤肿痛等。

用法用量：水煎服，10~30克；外用适量。

紫花地丁

本品为堇菜科多年生草本植物紫花地丁的带根全草，产于我国长江下游至南部各省，夏季果实成熟时采收，洗净鲜用或晒干，切段生用。

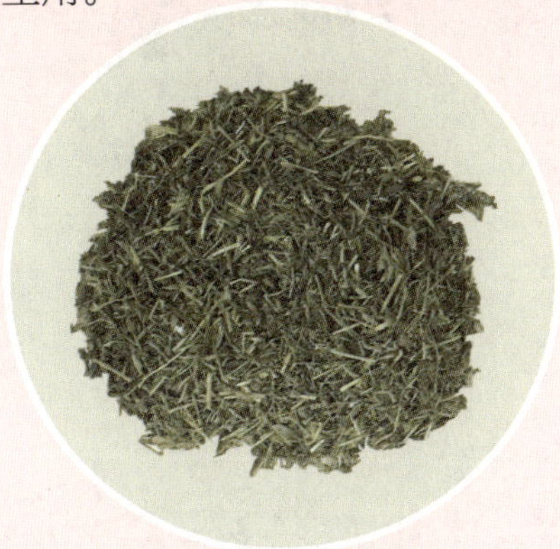

性味：苦、辛，寒。

归经：心、肝经。

功效：清热解毒，消痈散结。

应用：痈肿疔疮，乳痈肠痈，丹毒肿痛，蛇毒咬伤，目赤肿痛等。

用法用量：水煎服，15~30克；外用适量。

金银花

本品为忍冬科多年生半常绿缠绕性木质藤本植物忍冬的花蕾，我国南北各地均有分布，夏初当花含苞未放时采摘，阴干，生用，炒用或制成露剂使用。

性味：甘，寒。

归经：肺、心、胃经。

功效：清热解毒，疏散风热，凉血止痢。

应用：痈肿疔疮，外感风热，温病初起，热毒血痢，暑热烦渴，咽喉肿痛，小儿热疮，痱子等。

用法用量：水煎服，10~15克。

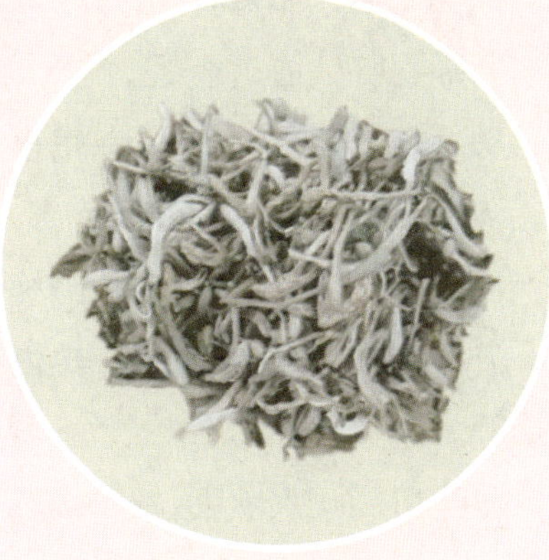

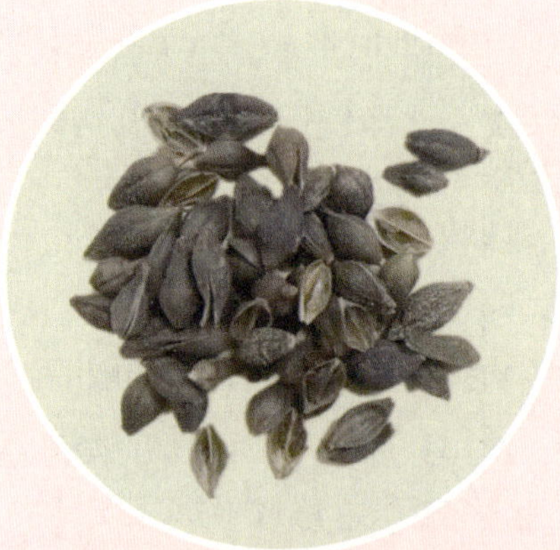

连翘

本品为木犀科落叶灌木连翘的果实，产于我国东北、华北、长江流域至云南，野生、家种均有。白露前采初熟果实，色尚青绿，称青翘；寒露前采熟透果实则为黄翘。青翘采得后即蒸熟晒干，筛取籽实作连翘心用。以青翘为佳，生用。

性味：苦，微寒。

归经：肺、心、胆经。

功效：清热解毒，消痈散结，疏散风热。

应用：痈肿疮毒，瘰疬痰核，外感风热，温病初起，热淋涩痛等。

用法用量：水煎服，6~15克。

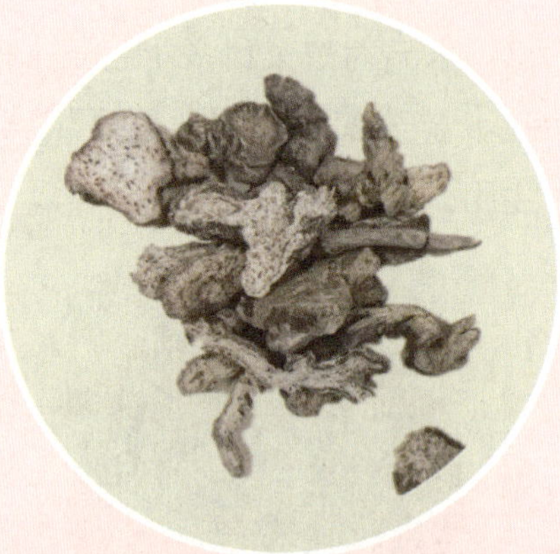

苍术

本品为菊科多年生草本植物茅苍术（南苍术）或北苍术的根茎，前者主产于江苏、湖北、河南等地，后者主产于内蒙古、山西、辽宁等地，春、秋两季采挖，除去泥沙、残茎，晒干，水或米泔水润透切片，炒微黄用。

性味：辛、苦，温。

归经：脾、胃经。

功效：燥湿健脾，祛风湿。

应用：脘腹胀满，呕恶食少，风湿痹痛，外感风寒挟湿之表证等。

用法用量：水煎服，5~10克。

陈 皮

本品为芸香科常绿小乔木植物橘及其栽培变种的成熟果皮，主产于广东、福建、四川、浙江、江西等地，秋末冬初果实成熟时采收果皮，晒干或低温干燥，以陈久者为佳，故称陈皮，生用。

性味：辛、苦，温。

归经：脾、肺经。

功效：理气健脾，燥湿化痰。

应用：脾胃气滞证，湿痰，寒痰咳嗽等。

用法用量：水煎服，3~10 克。

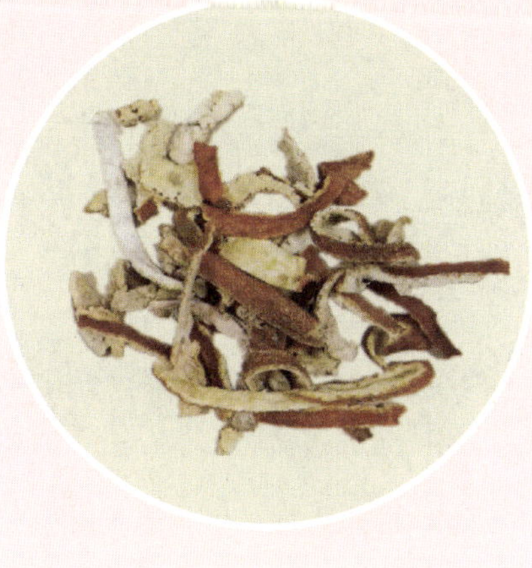

厚 朴

本品为木兰科落叶乔木植物厚朴或凹叶厚朴的干皮、根皮及枝皮，产于四川、湖北、安徽等地，4~6 月剥取，根皮及枝皮直接阴干，干皮置沸水中微煮后堆置阴湿处，“发汗”至内表面变成紫褐色或棕褐色时，蒸软取出，卷成筒状，干燥，姜汁制用。

性味：苦、辛，温。

归经：脾、胃、肺、大肠经。

功效：行气，燥湿，消积，平喘。

应用：脘闷腹胀，腹痛，呕逆，肠胃积滞，大便秘结，痰饮喘咳等。

用法用量：水煎服，3~10 克。

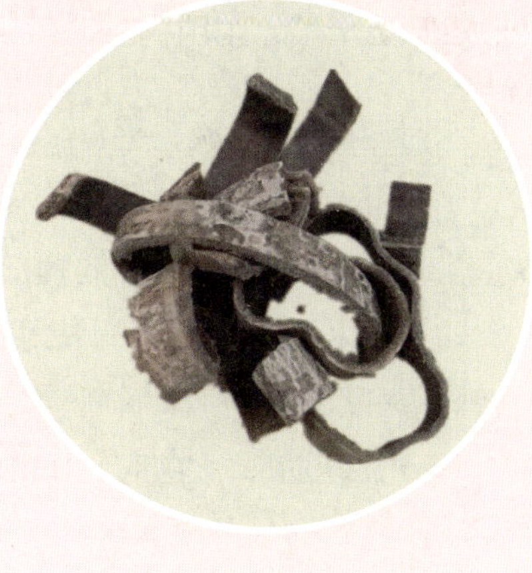

猪苓

本品为多孔菌科真菌猪苓的菌核，寄生于桦树、枫树、柞树等的腐朽根上，主产于陕西、河北、云南等地，春、秋两季采挖，去泥沙，晒干，切片，生用。

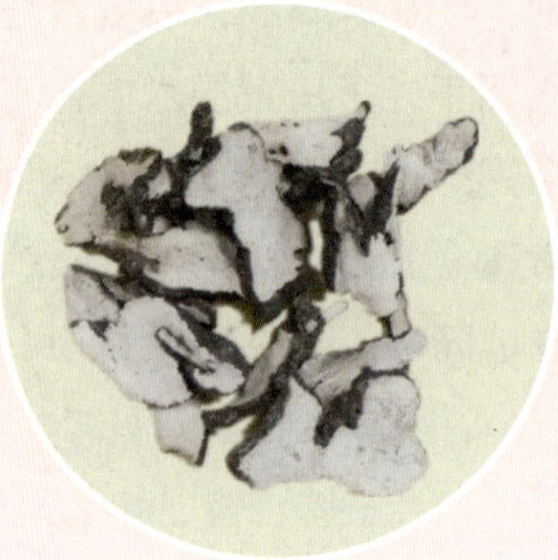

性味：甘、淡，平。

归经：肾、膀胱经。

功效：利水渗湿。

应用：小便不利，水肿，泄泻，淋浊等。

用法用量：水煎服，5~10克。

茯苓

本品为多孔菌科真菌茯苓的菌核，多寄生于松科植物赤松或马尾松等树根上，野生或栽培，主产于云南、湖北、四川等地，7~9月采挖，堆置“发汗”后摊开晒干，再行“发汗”、晾干，如此反复3~4次，最后晾至全干，生用。

性味：甘、淡，平。

归经：心、脾、肾经。

功效：利水渗湿，健脾安神。

应用：水肿，脾胃虚弱，心悸，失眠等。

用法用量：水煎服，10~15克。

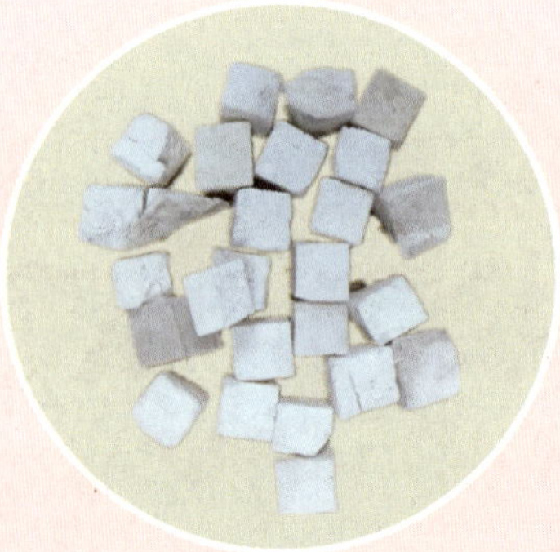

白　术

本品为菊科多年生草本植物白术的根茎，主产于浙江、湖北、湖南、江西等地，冬季下部叶枯黄，上部叶变脆时采收，除去泥沙，烘干或晒干，再除去须根，切厚片，生用或土炒、麸炒用，炒至黑褐色，称为焦白术。

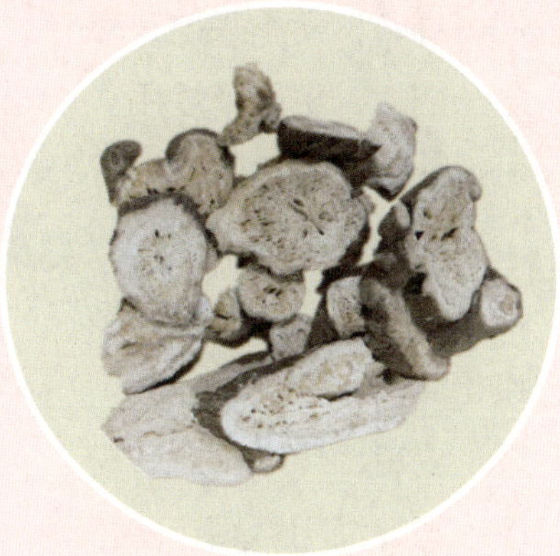

性味：苦、甘，温。

归经：脾、胃经。

功效：补气健脾，燥湿利水，止汗，安胎。

应用：食少便溏，脘腹胀满，肢软神疲，痰饮水肿，小便不利，汗多，胎动不安等。

用法用量：水煎服,10~15克。

肉　桂

本品为樟科常绿乔木植物肉桂的树皮，主产于广东、广西、海南、云南等地，多于秋季剥取，刮去栓皮，阴干，生用。

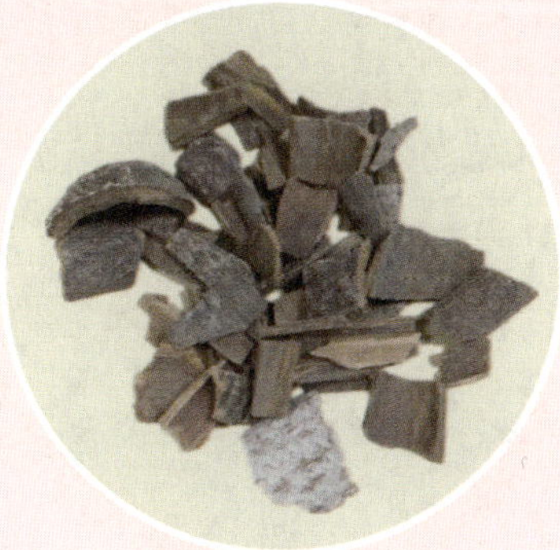

性味：辛、甘，热。

归经：脾、肾、心、肝经。

功效：补火助阳，散寒止痛，温经通脉。

应用：阳痿宫冷，虚喘心悸，心腹冷痛，寒疝作痛，寒痹腰痛，胸痹，阴疽，闭经，痛经等。

用法用量：水煎服，2~5克；研末冲服，1~2克。

赤芍

本品为毛茛科多年生草本植物芍药或川赤芍的根，全国大部分地区均产，春、秋两季采挖，晒干，切片，生用或炒用。

性味：苦，微寒。

归经：肝经。

功效：清热凉血，散瘀止痛。

应用：热入营血，斑疹吐衄，经闭癥瘕，跌打损伤，痈肿疮毒，目赤翳障等。

用法用量：水煎服，6~15克。

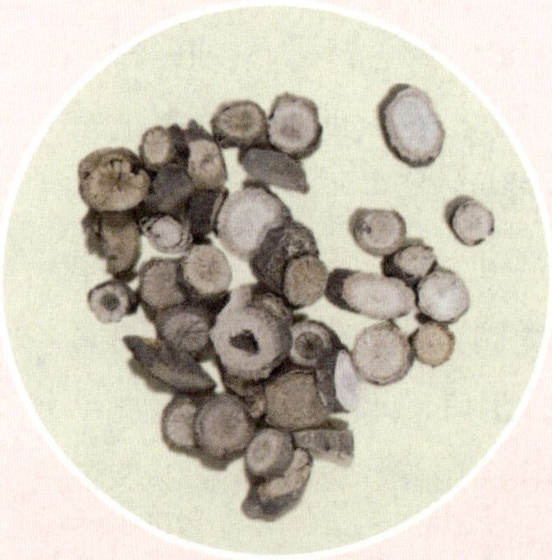

川芎

本品为伞形科多年生草本植物川芎的根茎，主产于四川，五月采挖，除去泥沙，晒后烘干，去须根，切片或酒炒用。

性味：辛，温。

归经：肝、胆、心包经。

功效：活血行气，祛风止痛。

应用：气滞血瘀痛证，头痛，风湿痹痛等。

用法用量：水煎服，3~10克。

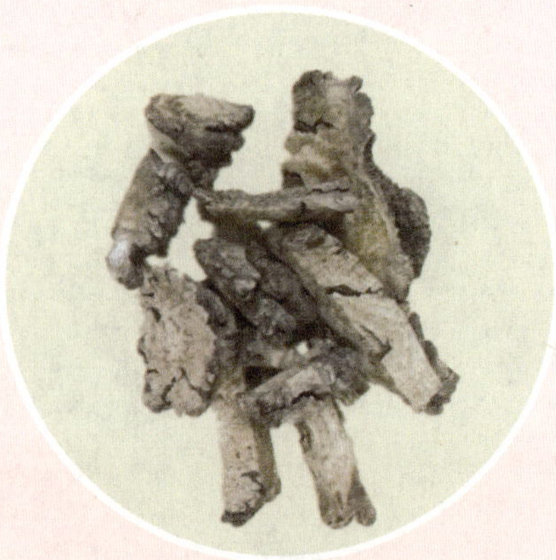

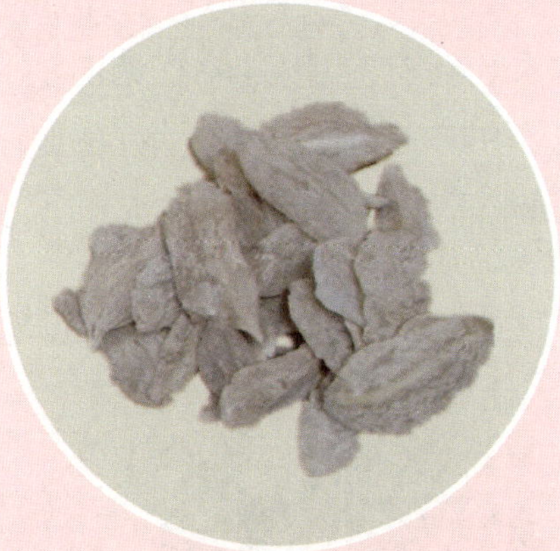

麦　冬

本品为百合科多年生草本植物麦冬的块根，主产于四川、浙江、湖北等地，夏季采挖，反复暴晒、堆置，至七八成干，除去须根，干燥，生用。

性味：甘、微苦，微寒。

归经：心、肺、胃经。

功效：养阴润肺，益胃生津，清心除烦。

应用：干咳痰黏，口渴咽干，大便燥结，心烦不眠等。

用法用量：水煎服，10~15 克。

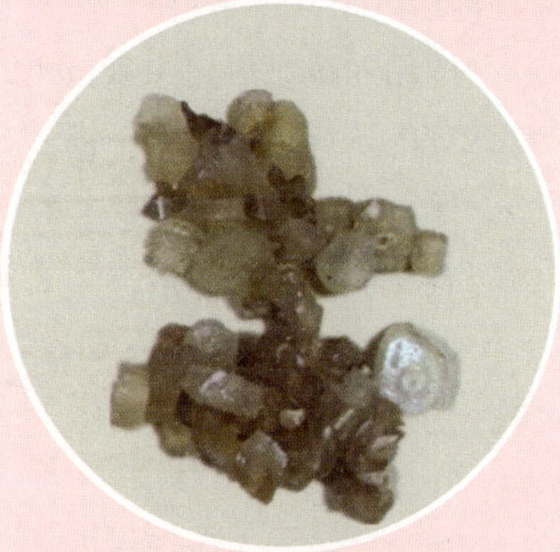

天　冬

本品为百合科多年生攀缘草本植物天冬的块根，主产于贵州、四川、广西等地，秋、冬两季采挖，洗净，除去茎基和须根，置沸水中煮或蒸至透心，趁热除去外皮，洗净，干燥，切薄片，生用。

性味：甘、苦，寒。

归经：肺、肾经。

功效：养阴润燥，清火，生津。

应用：燥咳，劳嗽咯血，潮热盗汗，遗精，内热消渴，肠燥便秘等。

用法用量：水煎服，10~15 克。

僵 蚕

本品为蚕蛾科昆虫家蚕蛾的幼虫在未吐丝前，因感染白僵菌而发病致死的干燥体，主产于浙江、江苏、四川等养蚕区，收集病死的僵蚕，倒入石灰中拌匀，吸去水分，晒干或焙干，生用或炒用。

性味： 咸、辛，平。

归经： 肝、肺经。

功效： 息风止痉，祛风止痛，化痰散结。

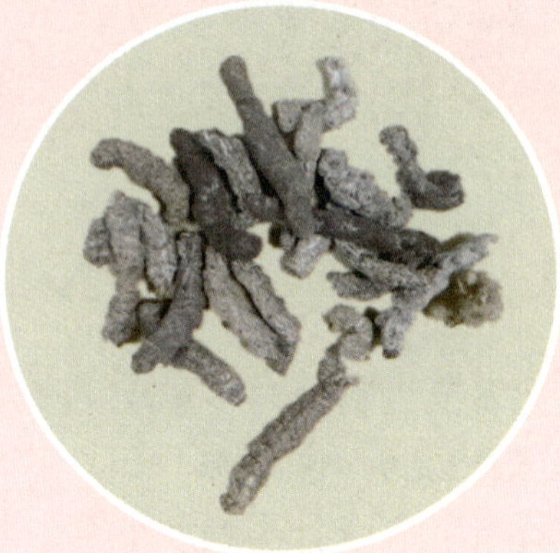

应用： 惊痫抽搐，口眼㖞斜，风热头痛，目赤，咽肿，风疹瘙痒，痰核，瘰疬等。

用法用量： 水煎服，3~10克，研末吞服，1~1.5 克。

何首乌

本品为蓼科多年生缠绕草本植物何首乌的块根，我国大部分地区如河南、湖北、广西、广东、贵州、四川、江苏等地均有出产，秋、冬两季叶枯萎时采挖，削去两端，洗净，切厚片，干燥，称生首乌，再以黑豆汁拌匀，蒸至内外均呈棕褐色，晒干，称为制首乌。

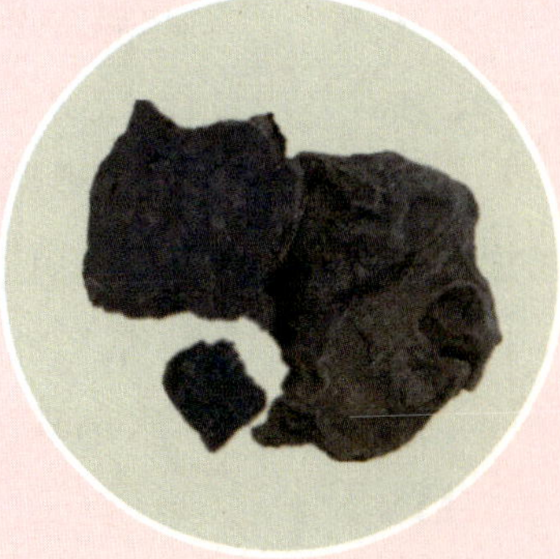

性味： 制首乌甘、涩，微温；生首乌甘、苦，平。

归经： 制首乌归肝、肾经；生首乌归心、肝、大肠经。

功效： 制首乌补益精血，固肾乌须；生首乌截疟解毒，润肠通便。

应用： 制首乌主治头昏目眩，心悸失眠，萎黄乏力，腰膝酸软，遗精崩带，须发早白等；生首乌主治体虚久疟，肠燥便秘，痈疽，瘰疬等。

用法用量： 水煎服，10~30 克。

牡丹皮

本品为毛茛科多年生落叶小灌木植物牡丹的根皮，主产于安徽、山东等地，秋季采收，晒干，生用或炒用。

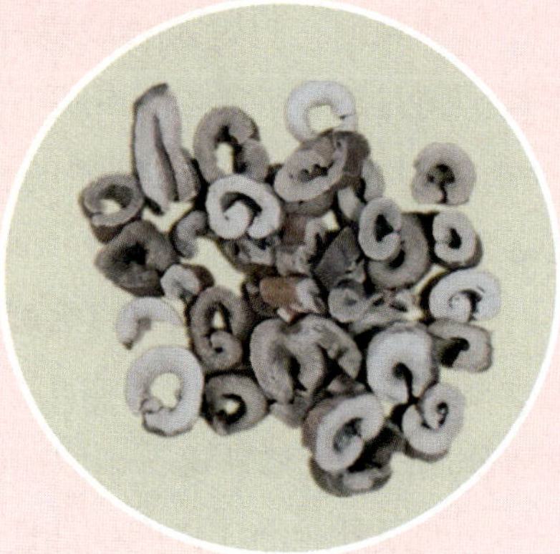

性味： 苦、辛，微寒。

归经： 心、肝、肾经。

功效： 清热凉血，活血散瘀。

应用： 斑疹吐衄，阴虚发热，血滞经闭，痛经癥瘕，跌打损伤，痈疡肿毒，肠痈腹痛等。

用法用量： 水煎服,6~12 克。

七、日常养护

（1）积极寻找病因，对工作环境、生活习惯、饮食、嗜好及思想情绪等作深入、系统排查，以除去所有可能的致病因素，让妈妈能保持积极乐观的情绪。

（2）避免各种外界刺激，如热水烫洗、暴力搔抓、过度洗拭，避免接触容易导致妈妈过敏的物质，如皮毛制品等。

（3）哺乳前，妈妈要养成良好的卫生习惯，勤换胸罩，保持乳头清洁与干燥。同时要注意宝宝的口腔卫生，避免反复交叉感染。

（4）避免易致敏和有刺激的食物，如鱼、虾、肉、蛋、牛奶、浓茶、咖啡、酒类等。

（5）需用药的哺乳期妈妈需要在专业医生的指导下足量、足疗程用药，并遵医嘱定期复诊。不可擅自用药或超量用药、长期用药，以免出现多种药物副作用。若湿疹严重，妈妈可以选择回乳。

（6）如果经过治疗，症状却迁延不愈，或不断加重，则更加需要复诊、评估，以排除乳房的其他严重疾病，比如乳腺 Paget’s 病。

小贴士

乳头湿疹经过治疗，症状可以缓解。若反复发作，易成慢性湿疹。若并发皮肤感染，可形成脓痂、脓疱，伴周围淋巴结肿大。哺乳期乳头湿疹在停止哺乳后多易治愈。

漏　乳

一、原因

二、中医分型

三、对哺乳的影响

四、中药调理

五、按摩调理

六、哺乳技巧

七、日常养护

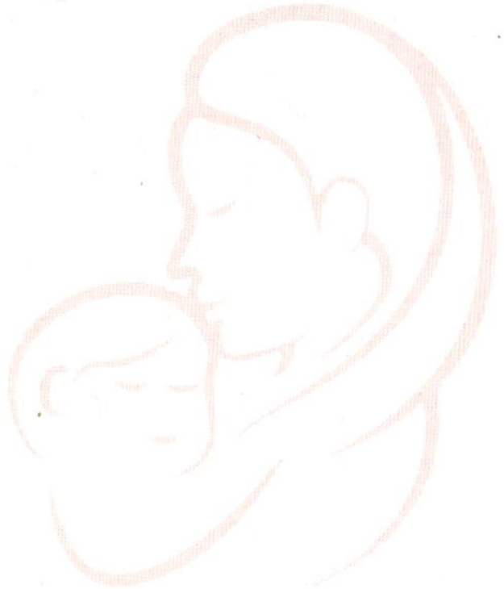

如果把乳房比作生产并暂存乳汁的工厂，那么乳头就是进出工厂的大门。乳头结构与功能的完好是乳汁自乳房正常流出的保障。

在哺乳期中，乳汁不经宝宝吸吮而不断自然溢出者，称为“产后乳汁自出”，也叫“漏乳”“乳汁自涌”“产后乳汁溢出”等。

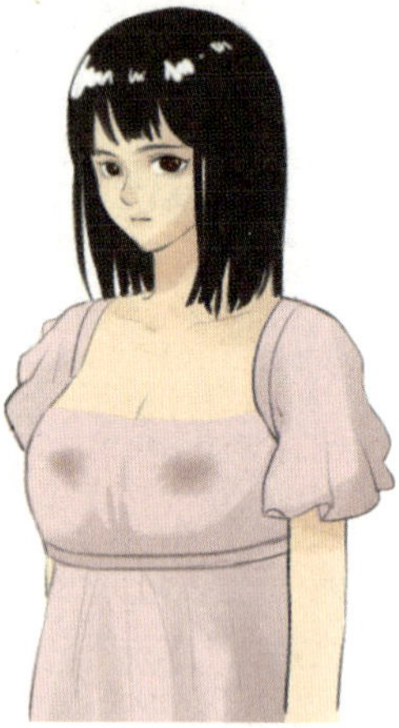

一、原因

1 生理性

妈妈身体健壮，气血旺盛，能产生充沛的乳汁，使乳房饱满，直至由满而溢，导致乳汁自出。断奶期的妈妈则常常因为乳汁产出而无用处，发生乳汁自出。这些都属于生理现象，不属病态，但也要积极干预，调节乳量，或及时排空乳房，避免因乳汁排泄不迭，而发生乳汁淤积或急性乳腺炎。

小贴士

在妊娠晚期，妈妈血液中高水平的黄体和胎盘激素通过胎盘进入胎儿血液循环，进而刺激胎儿的乳腺。这使得原始的胎儿末端囊泡以与妊娠晚期成年女性乳腺相似的形式产生乳汁。宝宝出生引起母体与胎儿血液循环的分离，导致婴儿血液循环中性激素水平迅速降低，但婴儿脑垂体仍维持催乳素的分泌，这些条件再次形成了与妊娠女性相似的状态，因此80%~90%的新生儿乳腺的乳头可分泌乳汁，无论男女。新生儿催乳素的水平随后下降，几周之后泌乳即可停止。因此，新生儿泌乳和乳房肿胀是正常的生理现象，只有当该现象持续存在的时候才考虑是病理性漏乳。

2 病理性

另有一些漏乳是由疾病引起的，比如妈妈产后体虚，无力固摄乳汁，使其肆意流动；或情绪抑郁、恼怒，令肝火旺盛，迫使乳汁外泄；还可能与乳腺导管结构与功能异常有关。此外，在非妊娠、哺乳期出现溢乳，则可能与内分泌紊乱有关。

小贴士

有一种乳汁自出发生在孕期，乳汁为乳白或黄白色，乳房无结节，我们叫它“乳泣”。

二、中医分型

根据漏乳的发生原因及临床表现，我们常把本病分为气虚失摄、肝经郁热2个主要证型。

气虚失摄者，多因分娩过程伤气耗血，使中气不足，或饮食不当，劳倦内伤，致脾胃虚弱所致。乳房属足阳明胃经，中气不足，则胃气不固，摄纳无权，乳汁随产随出，自流不止。

又因乳头归足厥阴肝经所主，若产后情志抑郁，郁久化火，或恚怒伤肝，肝火亢盛，则火盛令肝疏泄太过，迫乳外溢，形成本病。

遇到漏乳的情况时，要对病史、临床表现等进行综合分析，并结合对乳房、乳头的检查，明确证型。比如妈妈有没有贫血等慢性病史，精神状态如何，漏出的乳汁是清晰还是黏稠，是否伴有乳头皲裂、疼痛，乳房柔软还是胀满等。治疗时，要根据不同证型辨证施治。

1 气虚失摄

临床表现：妈妈产后乳汁自出，量少，质清晰，乳房柔软无胀感，面色无华，神疲乏力，舌质淡，苔薄白，脉细弱。

证候分析：产后气血虚少，中气不足，胃气不固，乳汁失去约束，则自行流出；乳汁化源不足，故乳少，质地清晰；乳汁外溢，乳房空虚，故乳房柔软无胀感；气虚血少，不能上荣于面，故面色少华；中气不足，则神疲乏力；舌质淡，苔薄白，脉细弱，均为气血虚弱的征象。

治疗原则：补气养血，固摄敛乳。

2 肝经郁热

临床表现：妈妈产后乳汁自出，量多，质稠，乳房胀痛，情志抑郁或烦躁易怒，口苦咽干，大便秘结，小便黄赤，舌质红，苔薄黄，脉弦数。

证候分析：情志抑郁，肝郁化火，迫乳外溢，故乳汁自出且量多；热灼乳汁，则乳汁质稠；肝气不舒，失于条达，则乳房胀痛，胸胁胀满；郁久化火，则烦躁易怒；热伤津液，故口苦咽干，大便秘结，小便黄赤；舌质红，苔薄黄，脉弦数，皆为肝经郁热之征。

治疗原则：疏肝解郁，清热敛乳。

三、对哺乳的影响

许多漏乳严重的妈妈，乳腺只要产奶了就会流出来，根本存不住，这样必然会影响宝宝吃奶，宝宝无法获得足够的母乳，容易处于饥饿的状态，影响宝宝正常的生长发育。漏乳伴有乳头内陷或扁平时，哺乳更加困难。

另外，漏乳妈妈胸前总是湿答答的，使妈妈们苦恼不已。为了避免外出时漏出的乳汁弄湿衣服，妈妈们常选择使用防溢乳垫，但长时间使用防溢乳垫后，又带来乳房皮肤湿疹、瘙痒，甚至乳头破溃等不良反应，甚至因细菌滋生，形成乳腺炎。宝宝也有可能因吃到被细菌污染的乳汁而出现急性肠胃炎。

四、中药调理

1 气虚失摄

气虚失摄型的漏乳，可以配合使用人参、黄芪、当归、甘草、陈皮、升麻、柴胡、白术、芡实、五味子等中药。

人 参

本品为五加科多年生草本植物人参的根，主产于吉林、辽宁、黑龙江，野生者名“山参”，栽培者称“园参”，园参一般栽培6~7年后收获。鲜参洗净后干燥称“生晒参”，蒸制后干燥者称“红参”，焯烫浸糖后干燥者称“糖参”或“白参”，加工断下的细根称“参须”，山参晒干后称“生晒山参”。切片或研粉用。

性味：甘、微苦，微温。

归经：心、肺、胃经。

功效：大补元气，补脾益肺，生津，安神。

应用：气虚欲脱，脉微欲绝，肺虚喘促，脾虚乏力，热病气津两伤，心悸，失眠等。

用法用量：入汤剂，5~10克，用于急重症可加至15~30克，宜文火另煎兑服；研末吞服，每次1.5~2克。

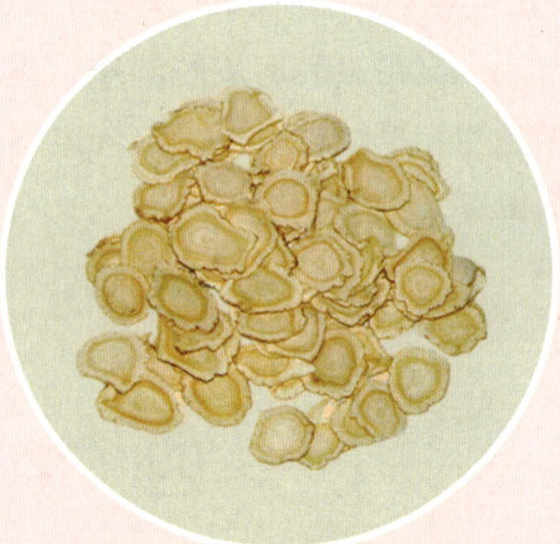

黄　芪

本品为豆科多年生草本植物蒙古黄芪或膜荚黄芪的根，主产于内蒙古、山西、甘肃、黑龙江等地，春、秋两季采挖，除去须根及根头，晒干，生用或蜜炙用。

性味： 甘，微温。

归经： 脾、肺经。

功效： 补气升阳，益卫固表，利水消肿，托疮生肌。

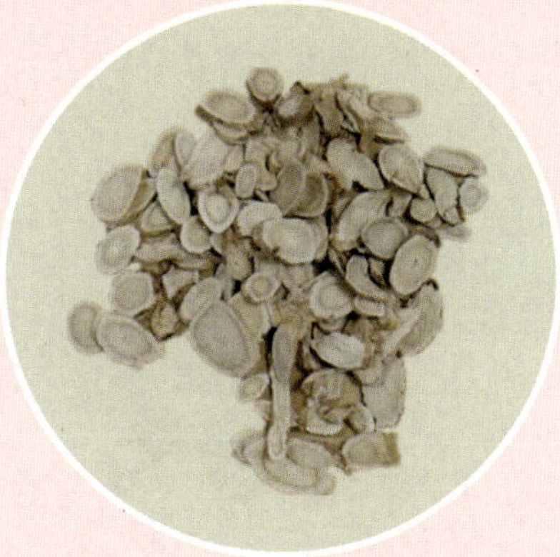

应用： 脾胃气虚，中气下陷，表虚自汗，气虚外感，浮肿，小便不利，疮疡久不溃脓或溃久不敛，面色萎黄，神倦脉虚等。

用法用量： 水煎服，10~15 克。

甘　草

本品为豆科多年生草本植物甘草、胀果甘草，或光果甘草的根及根茎，主产于内蒙古、山西、甘肃、新疆等地，春、秋两季采挖，除去须根，晒干，切厚片，生用或蜜炙用。

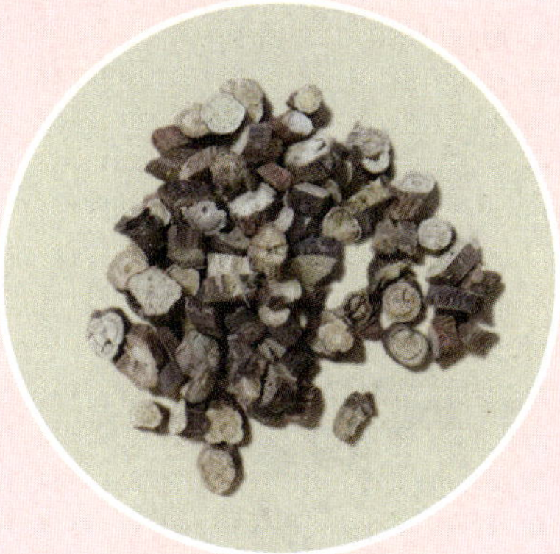

性味： 甘，平。

归经： 心、肺、脾、胃经。

功效： 益气补中，清热解毒，祛痰止咳，缓急止痛，调和药性。

应用： 心悸，倦怠乏力，食少便溏，痰多咳嗽，脘腹及四肢挛急作痛，热毒疮疡，咽喉肿痛，食物中毒，缓和药物烈性或减轻药物毒副作用等。

用法用量： 水煎服，3~10 克。

升　麻

本品为毛茛科多年生草本植物大三叶升麻或兴安升麻（北升麻）和升麻的根茎，主产于辽宁、黑龙江、湖南、山西等地，夏、秋两季采挖，晒干切片，生用或蜜炙用。

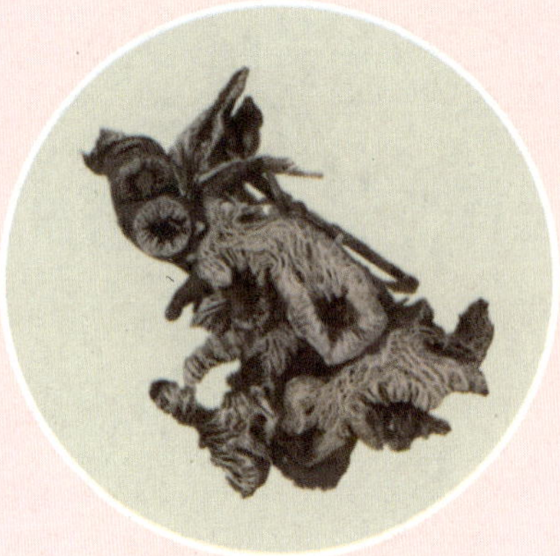

性味：辛、甘，微寒。

归经：肺、脾、胃、大肠经。

功效：发表透疹，清热解毒，升举阳气。

应用：风热头痛，麻疹不透，咽喉肿痛，齿痛口疮，久泻脱肛，崩漏下血等。

用法用量：水煎服，3~10克。

芡　实

本品为睡莲科一年生水生草本植物芡的成熟种仁，主产于湖南、江西、安徽、山东等地，秋末冬初采收成熟果实，除去果皮，取出种仁，再除去硬壳，晒干，捣碎生用或炒用。

性味：甘、涩，平。

归经：脾、肾经。

功效：益肾固精，健脾止泻，除湿止带。

应用：遗精，滑精，脾虚久泻，带下病等。

用法用量：水煎服，10~15克。

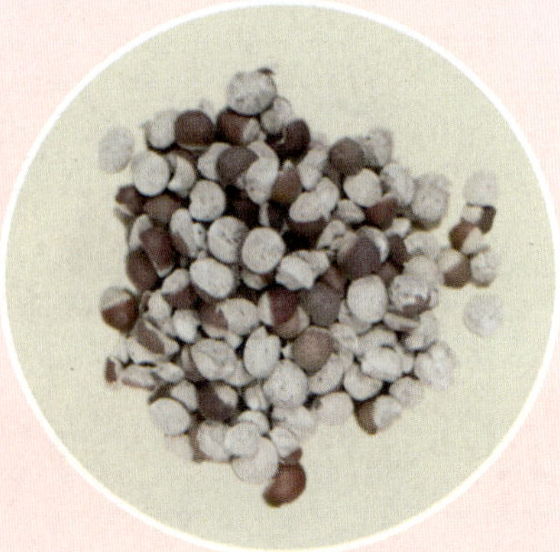

五味子

本品为木兰科多年生落叶木质藤本植物五味子或华中五味子的成熟果实，前者习称“北五味子”，主产于东北，后者习称“南五味子”，主产于西南及长江流域以南各省，秋季果实成熟时采取，晒干，生用或经醋、蜜拌蒸晒干用。

性味：酸、甘，温。

归经：肺、心、肾经。

功效：敛肺滋肾，生津敛汗，涩精止泻，宁心安神。

应用：久咳虚喘，津伤口渴，消渴，自汗，盗汗，遗精，滑精，久泻不止，心悸，失眠，多梦等。

用法用量：水煎服，3~6 克；研末服，1~3 克。

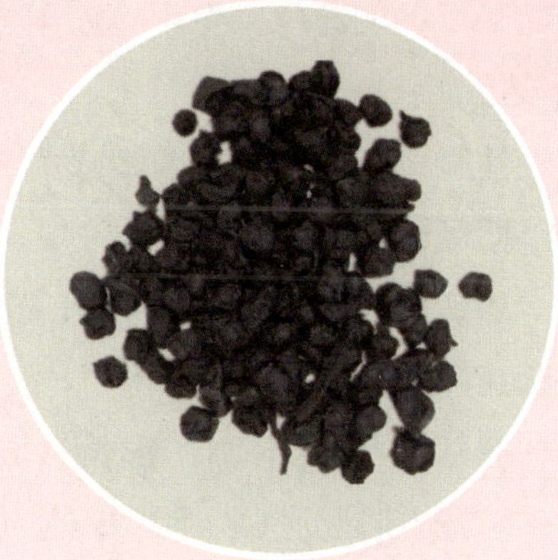

2 肝经郁热

肝经郁热型的漏乳，可以配合使用牡丹皮、栀子、当归、白芍、柴胡、白术、茯苓、薄荷、甘草、生地黄、夏枯草、牡蛎等中药。

白 芍

本品为毛茛科多年生草本植物芍药的根，主产于浙江、安徽、四川等地，夏、秋两季采挖，洗净，除去头尾及细根，置沸水中煮后除去外皮，或去皮后再煮至无硬芯，捞起晒干，切薄片，生用、炒用或酒炒用。

性味：苦、酸、甘，微寒。

归经：肝、脾经。

功效：养血调经，平肝止痛，敛阴止汗。

应用：月经不调，崩漏，头痛，眩晕，胁肋胀痛，脘腹四肢拘挛，自汗，盗汗等。

用法用量：水煎服，10~15克。

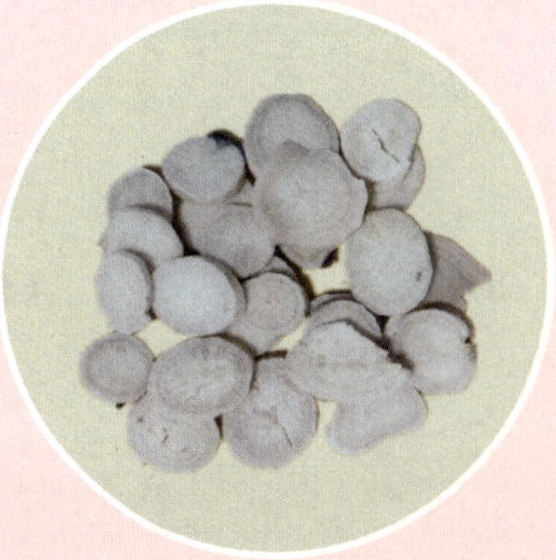

薄 荷

本品为唇形科多年生草本植物薄荷的茎叶，我国南北均产，尤以江苏产者为佳，收获期因地而异，一般每年可采割2~3次，鲜用或阴干切段生用。

性味：辛，凉。

归经：肺、肝经。

功效：疏散风热，清利头目，利咽透疹，疏肝解郁。

应用：风热感冒，温病初起，头痛目赤，咽喉肿痛，麻疹不透，风疹瘙痒，胸闷胁痛等。

用法用量：水煎服，3~6克。

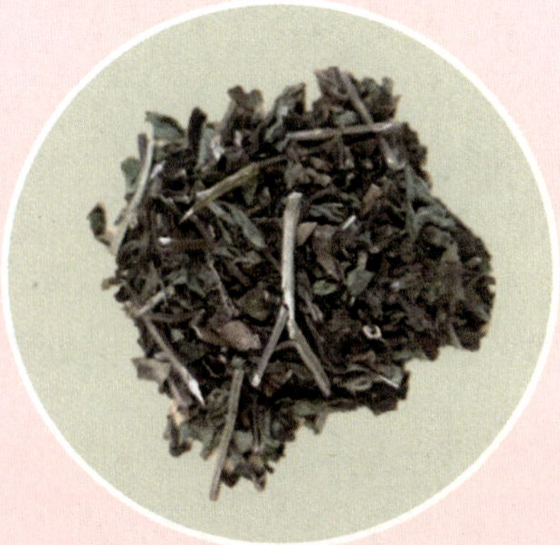

牡　蛎

本品为牡蛎科动物长牡蛎、大连湾牡蛎或近江牡蛎等的贝壳，我国沿海一带均有分布，全年可采，以冬、春季产量最多，采得后，去肉取壳，洗净晒干，生用或煅用，用时打碎。

性味：咸、涩，微寒。

归经：肝、肾经。

功效：平肝潜阳，软坚散结，收敛固涩。

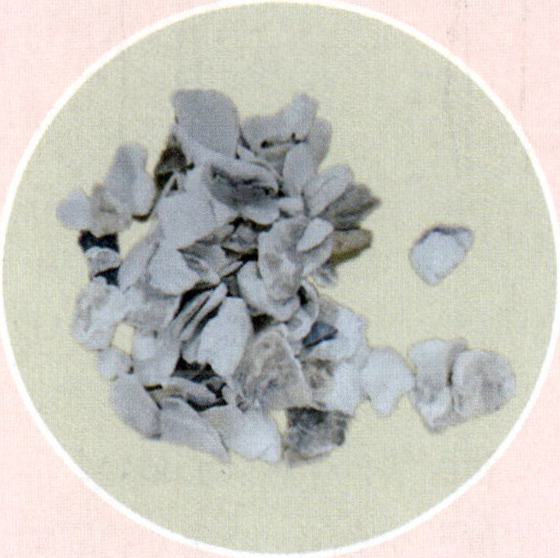

应用：头晕目眩，痰核，瘰疬，癥瘕积聚，遗精，滑精，遗尿，尿频，崩漏，带下，自汗，盗汗，胃痛反酸等。

用法用量：水煎服，10~30 克。

五、按摩调理

1 按摩常用穴位

常用于治疗漏乳的穴位，除了与乳头内陷或扁平常用穴位相同的膻中、乳中、乳根、合谷、肩井等穴外，还有云门、中府、天池、膺窗、神封、渊腋、曲池、少泽、期门、神阙、足三里等。

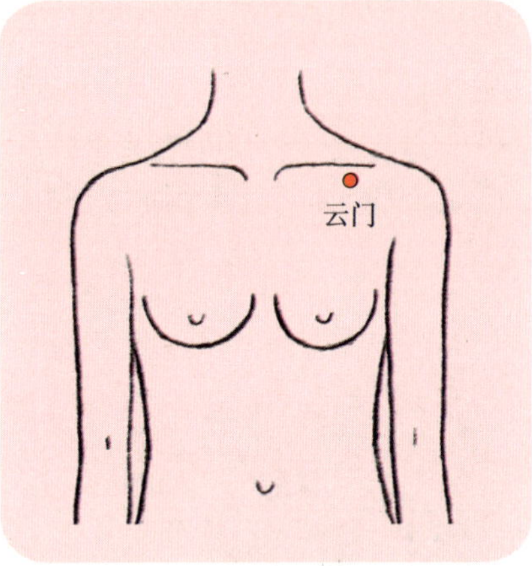

云　门

所属经络：手太阴肺经。

定位：在胸前壁的外上方，肩胛骨喙突上方，锁骨下窝内陷处，距前正中线 6 寸。

主治：咳嗽，气喘，胸痛，肩痛等。

天　池

所属经络：手厥阴心包经。

定位：在胸部，当第 4 肋间隙，乳头外 1 寸，前正中线旁开 5 寸。

主治：咳嗽，气喘，胸闷，胁肋胀痛，瘰疬，乳痈，乳汁少等。

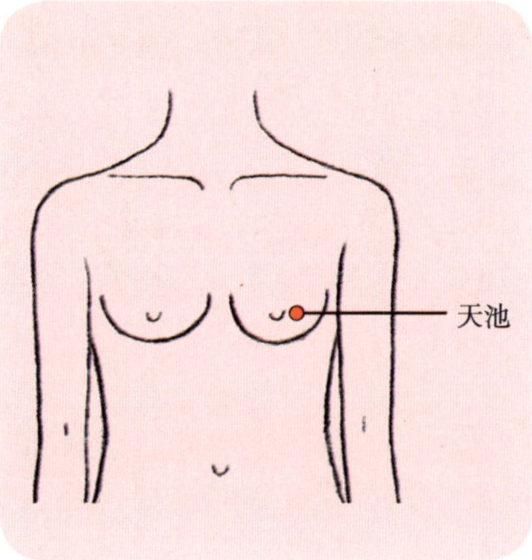

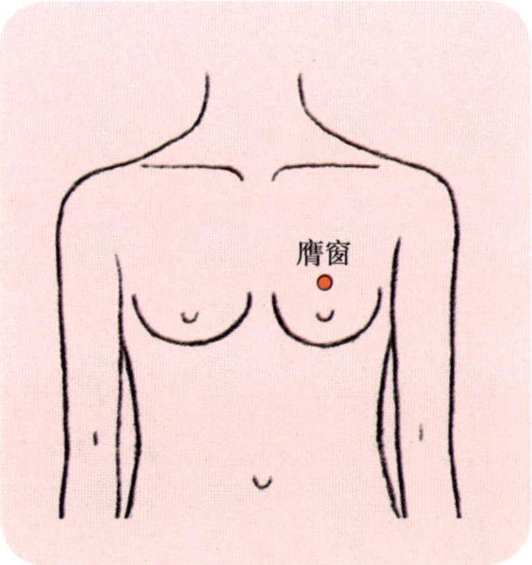

膺　窗

所属经络：足阳明胃经。

定位：在胸部，当第 3 肋间隙，距前正中线 4 寸。

主治：咳嗽，哮喘，胸胁胀痛，乳痈等。

神　封

所属经络：足少阴肾经。

定位：在胸部，当第 4 肋间隙，前正中线旁开 2 寸。

主治：咳嗽，气喘，胸胁胀痛，呕吐，乳痈等。

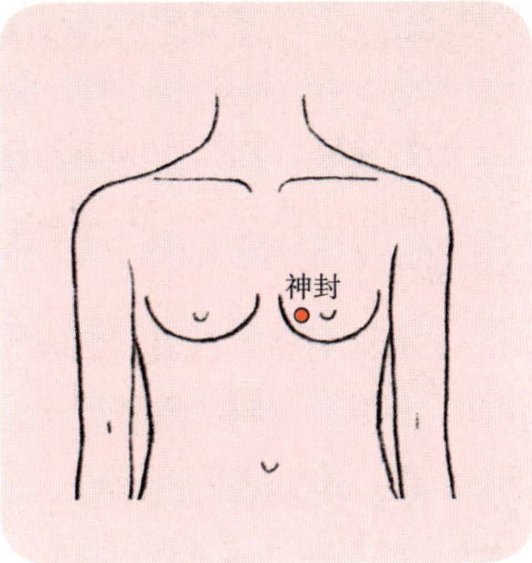

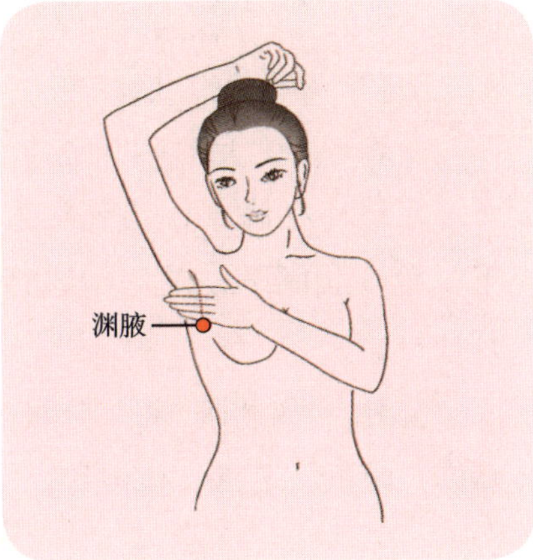

渊　腋

所属经络：足少阳胆经。

定位：在侧胸部，举臂，当腋中线上，腋下 3 寸，第 4 肋间隙中。

主治：胸满，胁痛，上肢痹痛等。

曲　池

所属经络：手阳明大肠经。

定位：在肘横纹外侧端，屈肘，当尺泽与肱骨外上髁连线中点。

主治：热病，咽喉肿痛，齿痛，目赤肿痛，头痛，眩晕，癫狂，上肢不遂，手臂肿痛，瘰疬，瘾疹，腹痛，吐泻，月经不调等。

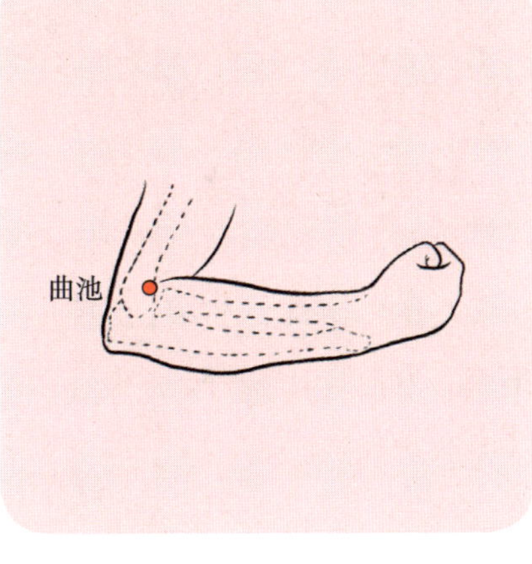

少　泽

所属经络：手太阳小肠经。

定位：在手小指末节尺侧，距指甲角 0.1 寸。

主治：头痛，目翳，咽喉肿痛，耳聋，耳鸣，昏迷，热病，乳痈，乳汁少等。

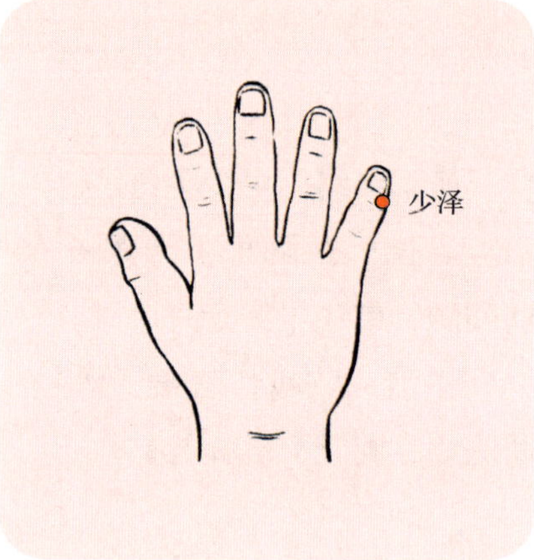

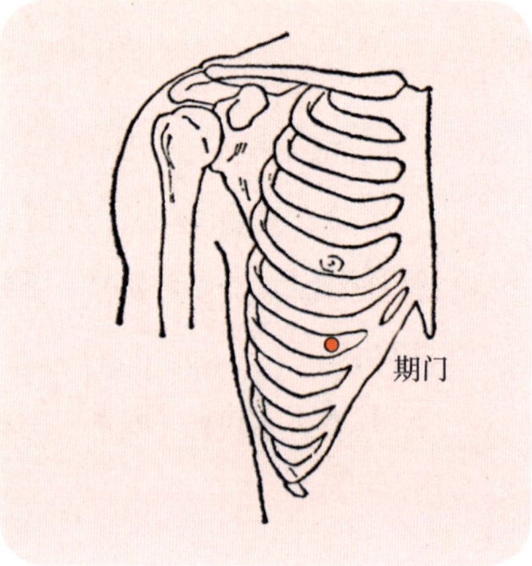

期　门

所属经络：足厥阴肝经。

定位：在胸部，当乳头直下，第 6 肋间隙，前正中线旁开 4 寸。

主治：胸胁胀痛，腹胀，呃逆，吐酸，乳痈，郁闷等。

神　阙

所属经络：任脉。

定位：在腹中部，脐中央。

主治：腹痛，久泻，脱肛，痢疾，水肿，虚脱等。

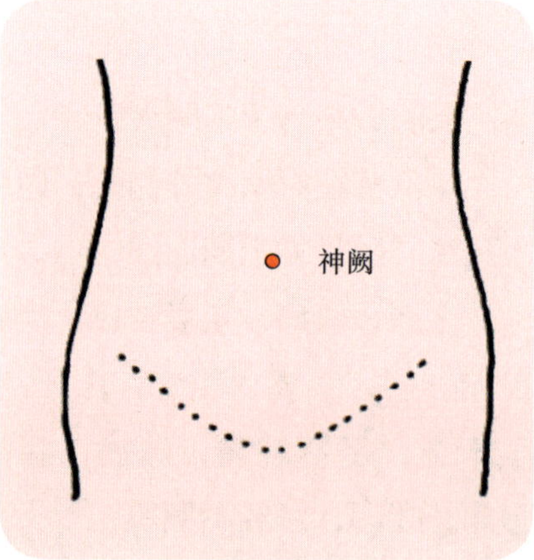

2 按摩方法

（1）体位

妈妈平卧，充分暴露胸部，注意保暖及私密性。

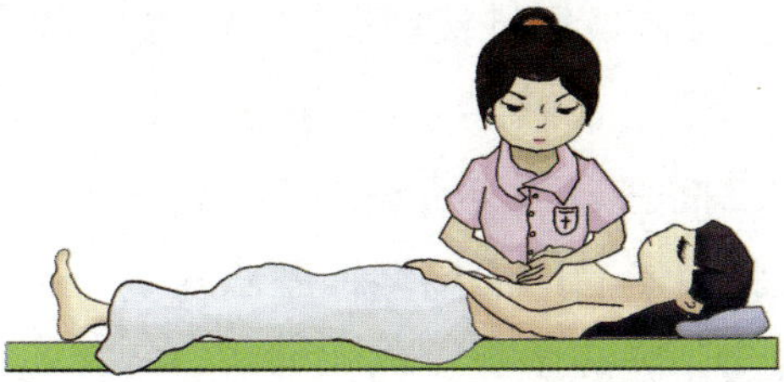

小贴士

产后早期，无论是剖宫产或是侧切辅助顺产的妈妈们都很难长时间保持坐位，此时，平卧不仅舒适度高，还可缓解妈妈的紧张情绪，利于缓解治疗过程中的不适，完成治疗过程。而尚在月子中的妈妈们尤其要注意保暖、避风。

（2）物品准备

操作者要注意修剪指甲，不要佩戴首饰，以免划伤乳房皮肤。操作者坐于妈妈体侧。日常食用的香油是我们常常选用的按摩介质，也可以用按摩乳、抚触油、甘油等代替。

小贴士

芝麻，古时称为胡麻、油麻、巨胜、脂麻、乌麻、方茎，分为黑芝麻、白芝麻两种，食用以白芝麻为好，药用则以黑芝麻为良。香油，是从芝麻中提炼出来的，因具有特别香味，故称为香油，能消炎、止痛。

（3）刺激乳头

操作者右手手心向上，食、中二指固定乳头根部，像端酒杯一样，然后用拇指轻轻摩挲乳头表面，即乳中穴。经过对乳头1分钟左右的刺激，乳头开始变硬、挺立，可以看到乳腺反射性分泌乳汁，甚至另一侧乳头也能见到乳汁溢出。

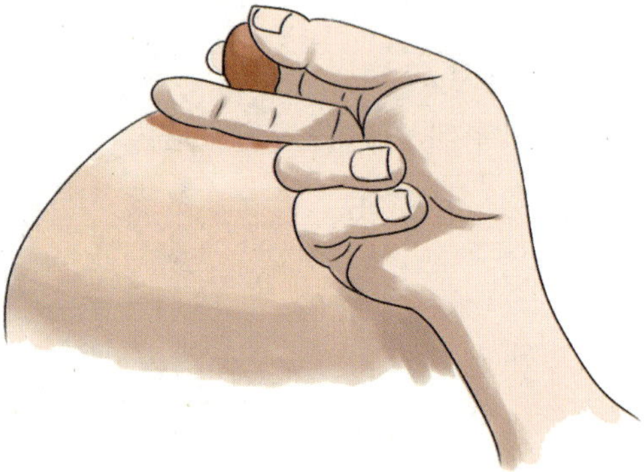

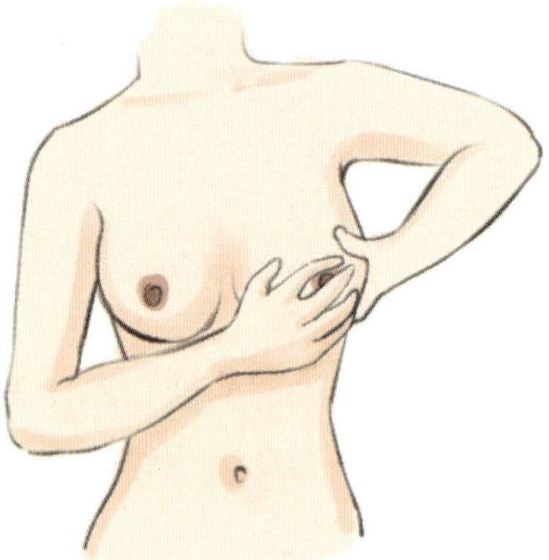

（4）按揉乳房周边穴位

操作者用拇指指腹依次按揉膻中、乳根、中府、云门、天池、膺窗、渊腋、神封等乳房周边穴位，以局部感到酸胀为度。

（5）梳理乳房

一手托住乳房，另一手五指指腹自乳房根部向乳头方向轻轻梳理乳房，两手交替，约5分钟。

（6）摩腹并揉神阙

操作者将一手手掌置于腹部肚脐上，以肚脐为中心，稍用力带动皮下组织，做顺时针方向旋转摩揉约3分钟，以腹部产生温热感为度，再用掌根轻摩神阙穴约3分钟。

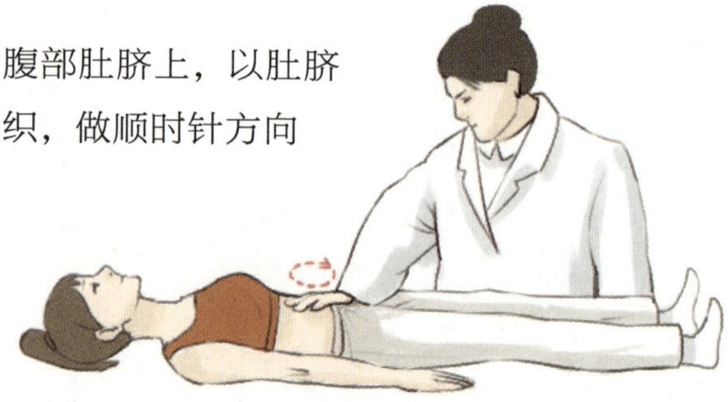

（7）按揉四肢穴位

操作者用拇指指腹依次按揉曲池、合谷、少泽、足三里等穴。

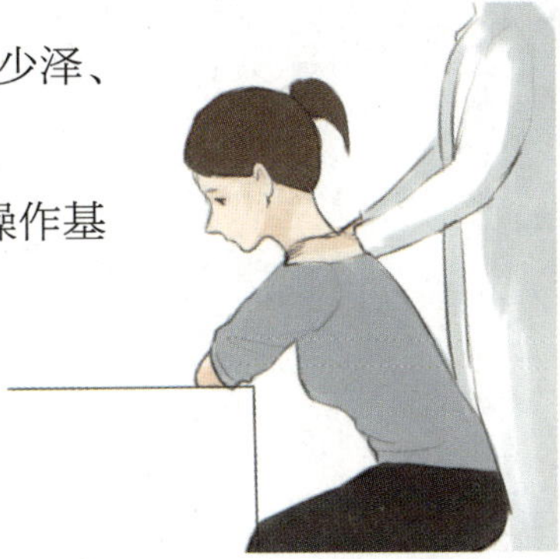

（8）肝经郁热型漏乳，可在上述1~5步操作基础上，配合点按期门、搓摩胁肋、拿捏肩井穴等，拿揉次数以颈项肩背部肌肉放松为度。搓摩胁肋时，操作者两手搓热后，置于妈妈胁肋部，做来回摩擦的动作，可参考“宝宝篇”《婴儿常见疾病的按摩调理》一书中的穴位操作方法。

小贴士

漏乳一般预后良好，但若溢出的乳汁为血性液体，且乳房有包块，要警惕乳腺癌风险。

六、哺乳技巧

漏奶的妈妈尤其要注意按时哺乳，避免乳房中积存的乳汁过多，令乳房饱胀，乳汁不受控制地涌出。哺乳时，妈妈尽量选择坐位，避免宝宝身体对乳房产生挤压刺激。宝宝吸吮妈妈一侧乳房时，若另一侧乳房漏奶，可以用干净的毛巾随时擦拭，避免漏出的乳汁污染衣服。如果妈妈想把漏出的乳汁收集起来，则可以将集奶器或洁净的水杯放在乳头下方，让乳汁自动流入容器里，收集到的乳汁可以作为宝宝的补充食物。

七、日常养护

1 增强妈妈的体质

在漏乳的病因病机及分型治疗部分讲过，很多妈妈产后漏乳是由气虚失摄导致的。这一类妈妈往往平时身体就不强壮，经历分娩后，更加伤气耗血，中气不足，若再遇到饮食不当，劳倦内伤，致脾胃虚弱，则极易导致乳汁不受约束，自行流出。所以，妈妈们要在平时就注意合理饮食，适度运动，增强体质，这样不但能在分娩后产生足够的乳汁，还能有效避免乳汁流失。

小贴士

在“妈妈篇”《乳汁不足》一书中，我们也曾提到，家人积极给妈妈进补，却常常忽视了“虚不受补”的问题。因此，在增强体质方面，我们也要“因人制宜”“缓缓补之”。

比如，我们建议漏奶的妈妈可以常喝小米粥。古代医书记载，小米有补脾胃的功效。为什么呢？中医讲五脏、六腑、五色、五味等都与五行相对应。小米是黄色的，从五脏论，黄色入脾；小米味甘，从五味讲，甘能补脾；脾脏、胃腑同属五行之土，所以小米能健脾和胃温中。因此，通过进食小米粥，可以改善新妈妈产后体虚的状态。

自然界							五行	人体							
五音	五味	五色	五化	五气	五方	五季		五脏	五腑	五官	五体	五华	五志	五液	五声
角	酸	青	生	风	东	春	木	肝	胆	目	筋	爪	怒	泪	呼
徵	苦	赤	长	暑	南	夏	火	心	小肠	舌	脉	面	喜	汗	笑
宫	甘	黄	化	湿	中	长夏	土	脾	胃	口	肉	唇	思	涎	歌
商	辛	白	收	燥	西	秋	金	肺	大肠	鼻	皮	毛	悲	涕	哭
羽	咸	黑	藏	寒	北	冬	水	肾	膀胱	耳	骨	发	恐	唾	呻

小贴士

小米粥要熬得黏稠而不干，妈妈利用小米补虚的同时，还能加强补水量。

另外，可以适量吃些鱼、虾、肉、蛋、奶等高蛋白食物。但是需要注意的是，华夏民族毕竟是以五谷杂粮为主食繁衍至今的，我们的肠胃不容易吸收过多的肉食，过多的高蛋白、高脂肪的饮食会增加妈妈胃肠及肝肾的负担，反而会对身体恢复起反作用。所以，妈妈们根据自己的身体状况，适量进食上述高蛋白饮食即可。平时没有吃鱼虾、喝牛奶习惯的妈妈，不必为了增强体质而特意去吃，或勉强自己吃，一是可能会加重身体负担，二是可能因为突然摄入这些高蛋白出现过敏反应。

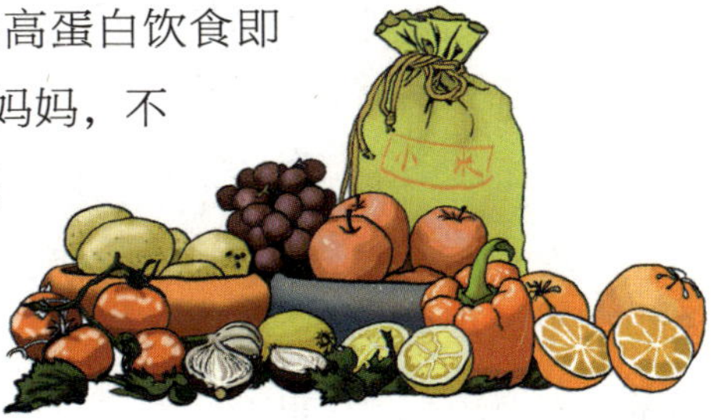

新鲜的蔬菜和水果对妈妈们身体恢复和泌乳有益。蔬果中的粗纤维还可帮助妈妈们规律排便。但吃水果有以下注意事项：①不要吃太多偏寒凉性质的水果，如梨、西瓜；②可以在饭后或两餐间吃些水果，减轻消化道的负担；③刚从冰箱拿出来的或冬天刚拿进房间、摸上去凉的水果需常温后再吃，或把水果切成块，用开水烫一下再吃；④注意清洁，避免发生腹泻。在临床上，我经常对我的病人们说，去买菜市场最便宜的菜和水果吃，因为这些便宜的都是“当季当地”的蔬菜水果，是顺应四时的产物。

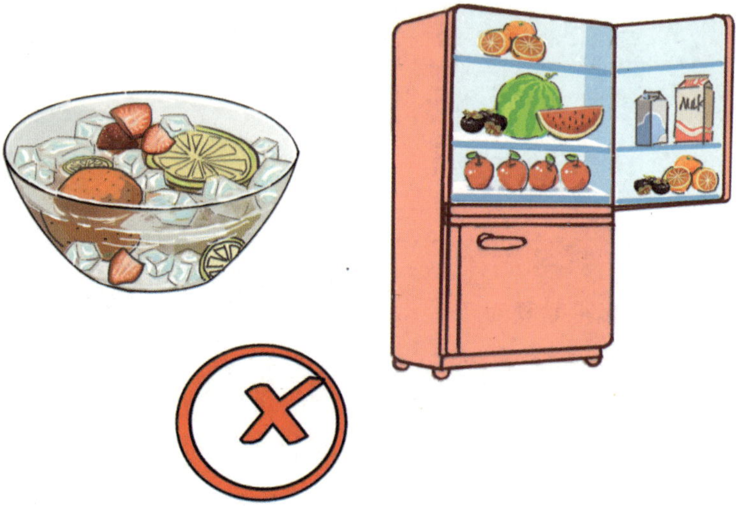

另外，性质辛辣温燥，容易助火、走窜之物，如大蒜、辣椒、胡椒、茴香等，不太建议漏乳妈妈食用，以免加重症状。对于因乳汁过多而出现的漏乳，可以尝试吃点山楂、香椿、韭菜等可能导致回奶的食物，或饮用回奶汤，以适当减少奶量，改善漏乳的现象。

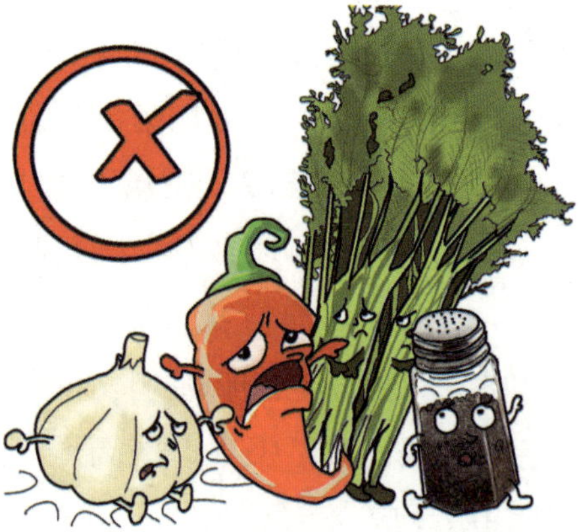

小贴士

但是，仍然建议谨慎使用回奶的食物或药物，因为我们无法控制回奶量，如果使用不当，反而可能出现乳汁不足的现象，更加影响哺乳。

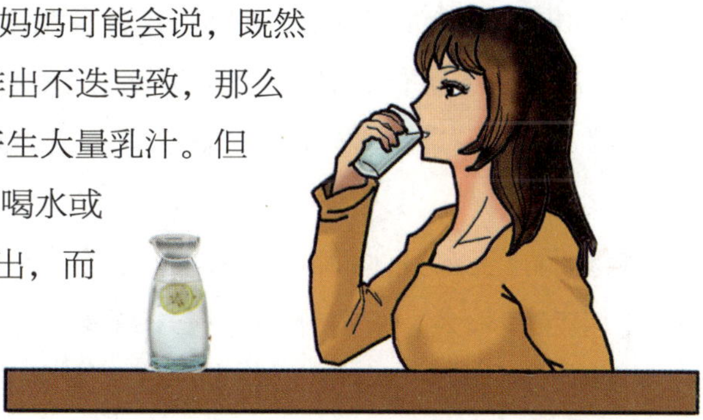

还有喝水的问题。漏乳妈妈可能会说，既然漏乳是因乳汁产生过多，排出不迭导致，那么我就得少喝水，以免继续产生大量乳汁。但是，这也是不对的。妈妈不喝水或少喝水，乳汁还是照样产出，而且因为缺水，乳汁还会变得黏稠，流动性差，再加上宝宝不能及时吸吮，就极容易形成乳汁淤积或哺乳期急性乳腺炎，这对妈妈的身体健康是更加有害的。

所以，漏乳妈妈可以喝水。解决漏乳的问题，还是要靠增强体质，并保持乳头清洁。

除了喝水和小米粥，妈妈们还可以喝豆浆。大豆中含有的大豆异黄酮有“植物雌激素”之称，每 100 克豆浆含蛋白质 4.5 克、脂肪 1.8 克、碳水化合物 1.5 克、磷 4.5 克、铁 2.5 克、钙 2.5 克，以及维生素、核黄素等，常饮豆浆可以帮助妈妈恢复体力、改善贫血。

2 正确的哺乳姿势

采用正确的哺乳姿势，也能减少乳汁自流。比如妈妈们在哺乳时尽量选择坐位，可倚靠床头或椅背以加强支撑，双脚可踩小凳，使下肢屈曲呈90°，在大腿部位放几层褥子或一个厚垫子，使宝宝躺在上面后与妈妈的乳房高度大致相同，此时妈妈仅需要用双手揽住宝宝身体即可完成哺乳，而不需持续用力托住宝宝。

这一哺乳姿势与乳头内陷或扁平的妈妈哺乳姿势相似，目的是避免妈妈乳房受到挤压，导致乳汁被挤出。我们知道，乳房的后面是胸大肌，当上肢用力时，胸大肌必然会出现收缩，使乳房后壁被挤压，乳汁就有可能流出来。而且，不用双臂持续负重，还能减少妈妈产后腕关节腱鞘炎的发生概率。而腰部有了支撑，就能有效避免腰部长时间悬空导致的产后腰疼。

哺乳时，宝宝身体面向妈妈，鼻尖正对乳头，宝宝与妈妈胸贴胸，腹贴腹，宝宝嘴长大，下唇外翻，充分包裹住乳头、乳晕，妈妈可以手持干毛巾或集奶器，随时擦拭或收集另一侧乳房漏出的乳汁。

3 让宝宝有效吮吸

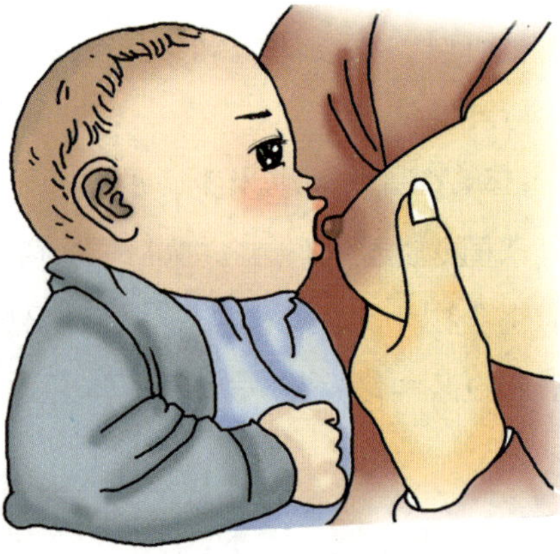

让宝宝尽可能多地吸吮乳汁，就会减少乳房中乳汁的积存量，降低乳汁漏出的概率，避免浪费。因此，宝宝的有效吸吮在防治漏乳方面是非常重要的。

那么，什么是有效吸吮呢？

首先，宝宝吸奶时，含的应该是妈妈的乳晕而并非是乳头，而且嘴巴要张得很大，上下嘴唇外翻，以利于吸吮时对乳晕的推按。

小贴士

新生儿的口腔两侧颊部有较厚的脂肪层，使颊部隆起，俗称“螳螂嘴”，又称“吸奶垫”。有人在新生儿不肯吃奶的时候，去挑割“吸奶垫”，这会引起口腔炎，甚至发展成败血症。

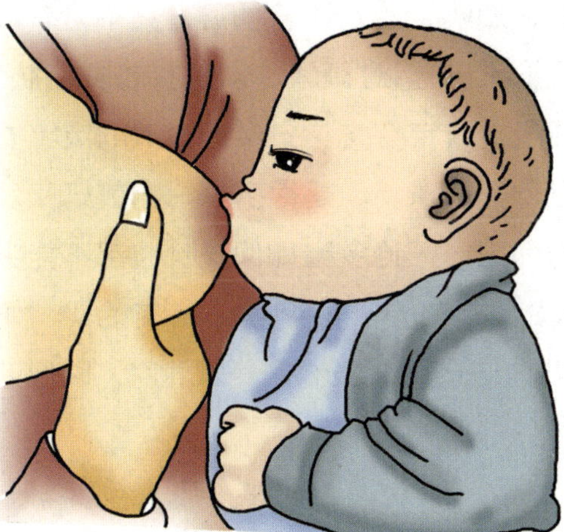

另外，宝宝的两颊应该鼓起，并非内陷，宝宝的下巴应该和妈妈的乳房贴得很近。妈妈只有听到宝宝吞咽东西的声音，才证明宝宝真的吃到了乳汁。若只是听到很响的“啧啧”声，往往代表宝宝虽然卖力吸吮，但没有实际吸到乳汁。

小贴士

在新生儿的牙龈上有一些灰白色的小颗粒，俗称“板牙”或“马牙”。板牙不会妨碍新生儿吸吮，日后也不会影响出牙，切勿挑、刺，以免发生感染。板牙会自然消失，不需要处理。

第三，要在规定的时间内完成一次哺乳。除了刚出生的宝宝需要频繁吸吮乳汁外，其他各月龄的宝宝都要在规定的时间内完成哺乳，一般一次哺乳时间 30 分钟左右，其中 2/3 左右的时间在吃，1/3 左右的时间在休息。

在喂养过程中，妈妈们要注意观察宝宝的反应，比如宝宝的嘴离开乳头，可能只是想休息一下，或者好奇地想观察一下周围的环境，这时不要停止哺乳。若宝宝吃奶过程中睡着了，妈妈可以用拽宝宝耳朵、打宝宝脚心，或者把乳头从宝宝嘴里抽出等方式把宝宝叫醒，令其继续努力吃奶。当无法叫醒宝宝，而规定的哺乳时间又到了的时候，妈妈要果断结束哺乳，不要让宝宝长时间含着乳头，以免发生乳头的感染。

最后，每次哺乳都至少要让宝宝充分吃空一侧乳房，而以另一侧乳房作为补充。一般认为，乳汁分为前奶和后奶，前奶比较稀薄，其中含有较多的蛋白质和水分，而后奶外观颜色较白并相对稠厚，富含有较多脂肪、乳糖、微量元素和营养素，能提供热量，让宝宝吃饱。母乳喂养的宝宝要既吃到前奶，也吃到后奶，才能满足营养需求。但是很多妈妈的前奶和后奶之间会有一段间隔时间，在这段时间里，无论宝宝如何吸吮，都不能吸到乳汁，这时，妈妈就需要让宝宝暂时去吸吮另一侧乳房，等待后奶"奶阵"的到来。"奶阵"到来后，一定要让宝宝重新吸吮这一侧乳房，以保证充分吸空这一侧。

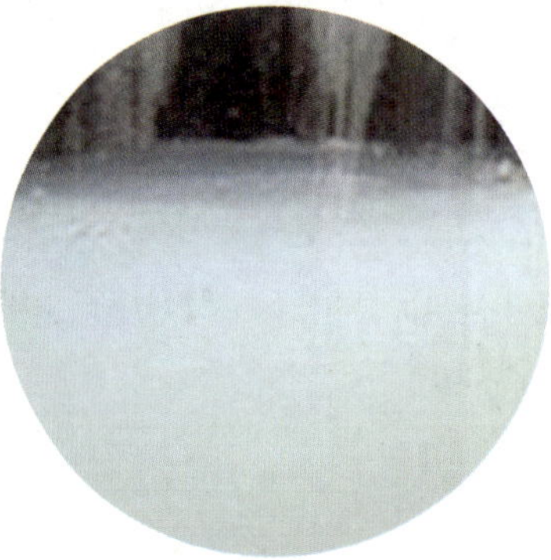

前奶

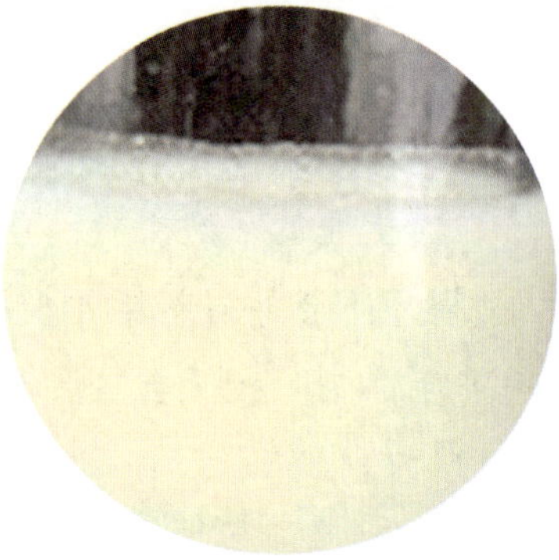

后奶

所以，通过宝宝的有效吸吮，妈妈在每一次哺乳时都可以充分排空一侧乳房，并减轻另一侧乳房的饱胀程度，从而有效缓解因乳汁蓄积过多而导致的漏乳。

4 妈妈心情放松

生气是万病之源，妈妈在哺乳期心情愉快，对防治漏乳是非常重要的。很多妈妈因为不了解漏乳的相关知识，见到漏乳，就以为自己的身体条件不能正常哺乳而放弃母乳喂养，全面否认自己，这是极不可取的。

我们要注意缓解妈妈的焦虑情绪，树立其母乳喂养的信心，采取各种措施调整妈妈的身体状态，指导妈妈与宝宝反复磨合，将母乳喂养坚持下去。妈妈们也要尽量避免看到会带来喷乳反射的画面，或听宝宝的哭声，以减少刺激。

5 使用辅助工具

漏乳妈妈在治疗过程中，不需要停止哺乳，而且应该采取正确的方法加强母乳喂养。妈妈们可准备些小东西来配合哺乳。比如穿着罩杯合适且无钢圈的胸罩，将乳房托起，抬高乳头的位置；外出时可以使用防溢乳垫；哺乳时可使用集奶器或干净的水杯收集滴下的乳汁；可以使用干毛巾随时擦拭漏出的乳汁，避免污染衣物；乳房涨奶时可以用吸奶器或按摩的方法排出一些乳汁；多备几件干衣服，以便被乳汁浸湿后更换等。

6 选用防溢乳垫

防溢乳垫是哺乳期漏乳妈妈的必备用品，它能吸收溢出的乳汁，保持胸罩干爽。

按照材质不同，常用的防溢乳垫主要有以下几种：

材质	优点	缺点
涤纶	易清洗，价格经济实惠。	透气性较差。
拉绒棉	柔软舒适，吸水性强，吸水量大。	使用时间长会有掉絮现象，夏天用略厚。
全棉	柔软透气，吸水性强。	需及时清洗。
无纺布	透气，干爽。	需经常更换。
高吸收聚合体	快速吸收，透气性好。	薄型不适合漏乳量大的妈妈。

按照使用方法不同，防溢乳垫可分为可洗型和抛弃型两种：

使用方法	优点	缺点
可洗型	多由棉等天然织物做成，舒适贴身，透气性强，可多次使用，经济实惠。	需要及时清洗，而且奶渍的清洗费力。
抛弃型	轻薄小巧，背面带有固定位置的粘胶，使用和携带方便，一次性使用，无须清洗。	一天数次更换，使用成本较高，皮肤敏感的妈妈会对某些材料过敏。

我们该选择什么样的防溢乳垫呢？其实，任何一种类型的防溢乳垫都有自己的优缺点，妈妈们只要根据自己的需要选择适合自己的产品即可。比如皮肤比较敏感的妈妈，我们建议选用棉质防溢乳垫，可以避免皮肤过敏，并预防乳头因受刺激而发生感染；对于漏乳特别严重的妈妈，一般的薄型乳垫很快就会湿透，所以选择吸水性强的拉绒棉材料会更加实用。总之，选择防溢乳垫的基本要求是：①吸水性好；②柔软舒适；③透气性好；④使用方便；⑤不会导致皮肤过敏。

妈妈们为了使用方便，减少反复清洗乳垫的工作量，常常选用一次性的抛弃型防溢乳垫，使用时，撕开粘贴纸，将有胶一面贴于胸罩内面的合适位置即可。我们建议妈妈们选择单片包装的防溢乳垫。因为乳汁具有丰富的营养，溢出后时间长了容易滋生细菌，所以，防溢乳垫要经常更换，建议每次哺乳后都更换新的防溢乳垫，且每个防溢乳垫连续使用不超过 4 小时。每次哺乳前妈妈们要注意用温水清洗一下乳头，避免宝宝吃到被细菌污染的乳汁，影响身体健康。

7 “背奶妈妈”

漏乳妈妈上班后，除了使用防溢乳垫外，还可以准备吸奶器和储奶袋，按照直接哺乳宝宝的时间和频率要求自行排奶，并低温保存至下班回家，作为宝宝的补充饮食。

小贴士

关于“背奶妈妈”的衣、食、住、行，我们将在“妈妈篇”《产后养护》一书中进行详细介绍。